Alle Angaben in diesem Buch beruhen auf dem neuesten Stand von Wissenschaft und Forschung. Grundsätzlich sollten jedoch alle Befindlichkeitsstörungen mit einem Arzt besprochen werden, ehe eine Selbstbehandlung vorgenommen wird. Insbesondere muß geklärt werden, daß die Beschwerden nicht Symptome von Krankheiten sind, die dringender ärztlicher Hilfe bedürfen. Für den Erfolg bzw. die Richtigkeit der Anwendungen in jedem Einzelfall können Autoren und Verlag keinerlei Gewähr übernehmen.

Hermann Mohnert

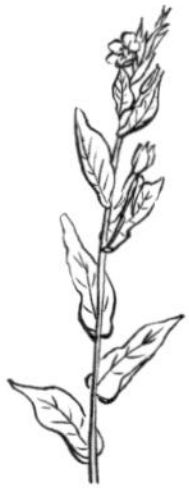

Nachtkerzenöl,

das Allheilmittel der Indianer

Mit Rezepten von
Sabine Berndt-Sinz

Originalausgabe

WILHELM HEYNE VERLAG
MÜNCHEN

HEYNE RATGEBER
08/5278

Umwelthinweis:
Dieses Buch wurde auf chlor- und säurefreiem Papier gedruckt.

http://www.heyne.de
Printed in Germany 1999
Lektorat: Johann Lankes
Umschlaggestaltung: Atelier Bachmann & Seidel, Reischach
Umschlagabbildung: Pflanzenarchiv Lavendelfoto, Hamburg
Innenabbildungen: Seite 1: Manfred Pforr, Langenpreising
Seite 2: Gerhard Höfer/Pflanzenarchiv Lavendelfoto, Hamburg (2 x);
Manfred Pforr, Langenpreising
Seite 3: Archiv für Kunst und Geschichte, Berlin
Seite 4: Manfred Pforr, Langenpreising
Satz: Schaber Satz- und Datentechnik, Wels
Druck und Bindung: Ebner Ulm

ISBN 3-453-15452-5

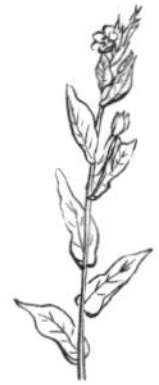

Inhalt

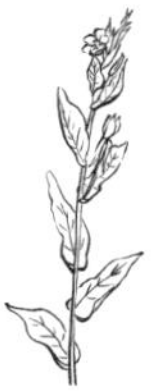

Vorwort

Als Heilkraut kennen die Nachtkerze nur wenige. In vielen Büchern der Kräuterheilkunde ist sie nicht aufgeführt. Dabei fand sie in ihrer Heimat Nordamerika vielfältige Anwendung in der indianischen Volksmedizin. Auch die ersten europäischen Siedler schätzten ihre heilende Wirkungen vor allem bei der Versorgung von Wunden und Verletzungen.
Seefahrer brachten die Nachtkerze in die Alte Welt. Die erste Zucht gelang 1612 im botanischen Garten in Padua. Von dort aus eroberte die Pflanze Bauerngärten und Gemüseteller. Sie gefiel als Zierpflanze und breitete sich in ganz Europa aus. Heute wuchert die Nachtkerze als Unkraut an Bahndämmen und Wegrändern.
Das Geheimnis der Nachtkerze liegt in ihrem Samen. Das Samenöl enthält hochwertige ungesättigte Fettsäuren, darunter als kostbarste die sogenannte Gamma-Linolensäure. Diese Substanz kommt in nennenswerten Mengen nur in wenigen Pflanzen vor. Sie ist in der Muttermilch enthalten, Erwachsene leiden jedoch häufig an einem Gamma-Linolensäure-Mangel. Aus dieser Fettsäure baut der Körper lebenswichtige Substanzen auf. Sie aktiviert den Stoffwechsel und setzt Prozesse in Gang, die unsere Gesundheit erhalten, die Abwehr stärken, Zivilisationskrankheiten vorbeugen, Frauenleiden lindern und die Haut verjüngen. Mit Nachtkerzenöl finden Sie Ihr Wohlbefinden zurück.

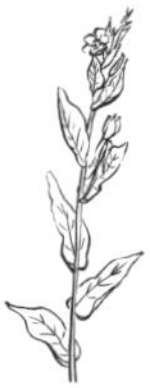

Die Nachtkerze: Botanik und Volksmedizin

Die Botaniker kennen etwa 70 bis 80 Nachtkerzenarten. Ihre ursprüngliche Heimat ist die gemäßigte Zone Nord- und Südamerikas, dort wo es Sommer, Winter, Regen und Schnee gibt. Die zweijährige Nachtkerze beeindruckt am meisten. Sie wächst gut einen Meter hoch und gefällt mit ihren großen leuchtend-gelben Blüten. Im ersten Jahr bildet sie eine unscheinbare dichte Blattrosette am Boden. Im zweiten Jahr aber ziert sie jeden Kräutergarten. Dann wächst der Blütenstengel kerzengerade in die Höhe, und eine Blüte nach der anderen öffnet sich.

Schönheit in der Nacht

Die Einzelblüte ist mit ihren 45 Millimetern Breite recht groß. Vier herzförmig gelbe Kronblätter und acht Staubblätter umgeben den Blütenbecher. Ihr Duft lockt Nachtschmetterlinge an, die mit ihren langen Saugrüsseln den Nektar holen. Am Tage verführt das strahlende Gelb Bienen und Hummeln. In Europa ist allerdings Selbstbestäubung die Regel. Die Nachtkerze blüht am Abend auf. leuchtet die ganze Nacht und den nächsten Tag. 24 Stunden später, am nächsten Spätnachmittag, verwelkt die Blüte. Die einzelne Blüte leuchtet nur einen Tag, die Nachtkerze als Ganzes blüht den ganzen Sommer lang.

Aussehen und Blühverhalten führten zu ihrem Namen: Zweijährige Nachtkerze oder lateinisch *Oenothera biennis*. In England und Amerika heißt die Nachtkerze Evening Primrose, übersetzt Abend-Primel. Sie ähnelt zwar einer Primel, ist aber botanisch nicht mit ihr verwandt. Daneben existiert eine Vielzahl volkstümlicher Namen, zum Beispiel Rapunzel, Rapontika, Schinkenkraut, Stolzer Heinrich, Abendblume, Weinblume.

Zierde – Gemüse – Kaffee-Ersatz

Die ersten Handelsschiffer brachten die Nachtkerze nach Europa. 1612 gelang es den Botanikern in Padua erstmals, die Nachtkerze aus Samen aufzuziehen. Es wurde als kleine Sensation gefeiert, und schon bald danach eroberte der Exot die Alte Welt. Seine große Tour startete die Nachtkerze wahrscheinlich als Flüchtling aus einem französischen Garten. 1683 wurde sie in den Niederlanden gesichtet. Ab 1711 erschloß sich die Nachtkerze Deutschlands Wiesen und Felder. Dabei war sie so erfolgreich, daß sie bald zum Teil unserer Pflanzenwelt wurde.

Heute wächst und gedeiht die Nachtkerze auf allen Kontinenten. Sie liebt die Sonne und sandigen Boden. Man findet sie – man kann schon sagen, als Unkraut – in der Ebene und im Gebirge, im Garten und auf der Schutthalde, in einer Kanalböschung und am Wegrand, am Flußufer und im Steinbruch, und vor allem an Bahndämmen.

Ihre kräftige, fleischige Wurzel kam einst bei den preußischen Bauern auf den Gemüseteller. Man gräbt sie im ersten Herbst oder im nächsten Frühjahr aus, noch bevor der Blütenstengel austreibt. Danach wird die Wurzel ungenießbar. Auch Stengel und Blätter dürfen nicht mehr verwendet werden. Die Nachtkerzenwurzel schmeckt ähnlich wie die Schwarzwurzel, vielleicht etwas süßlicher. Man kann die Wurzel in Scheiben schneiden und entweder als Salat mit Essig und Öl anmachen oder sie mit Fleischbrühe kochen. Eine alte Redewendung sagt, diese Brühe mache so stark wie ein Kilo Ochsenfleisch.

Die folgende Zubereitung entspricht eher dem heutigen Geschmack: Die Wurzel zwei Stunden lang kochen, fritieren oder mit Butter, Pfeffer und Salz essen. Das Samenöl schmeckt und riecht ähnlich wie Mohnöl und kann zum Kochen, Braten und Backen verwendet werden.
In den befruchteten Blüten wachsen die Fruchtkapseln heran. Sie bergen zahlreiche kleine Samen. Jede Blüte bildet etwa 200 Samenkörner. Zu Kriegszeiten wurden die Samen als Kaffee-Ersatz empfohlen, heute gewinnt man aus ihnen das Samenöl.

Die Nachtkerze in der Volksmedizin

Die Indianer kannten vielerlei Anwendungen der Nachtkerze. Manche Volksstämme verehrten die Nachtkerze als Zeremonial- und Lebensmedizin. Sie nahm eine ganz besondere Stellung in der Heilkunde ein. Die Navajo-Indianer im Südwesten der Vereinigten Staaten behandelten mit der Nachtkerze Erkältungen, Halsweh, Geschwülste, Magenschmerzen, Frauenkrankheiten, Spinnen- und Schlangenbisse. Sie galt als Allheilmittel und wurde vor allem zur Wundheilung verwendet. Man trocknete die Wurzel, zerstampfte und mahlte sie und bereitete hervorragendes Wundpulver daraus. Es half bei offenen Wunden und Verbrennungen und linderte die Schmerzen bei verstauchten Knöcheln, gebrochenen Armen und Beinen und gezerrten Muskeln. Die grünen Teile der Pflanze gaben die Heilkundler in warmes Wasser, ließen sie aufquellen und legten den Brei auf Quetschungen, Prellungen, Blutergüsse und blaue Flecken.
Die ersten europäischen Siedler lernten von den Indianern die Heilwirkungen der Nachtkerze kennen. John Josselyn beschrieb in seinen Reiseberichten über Neuengland (1638, 1663) die Nachtkerze und ihre Heilkraft. In Quebec berichtete 1749 der schwedische Abenteurer und Botaniker Peter Kalm: »Die zweijährige Nachtkerze wächst überall auf offenen Hügeln und brachliegenden Feldern. Ein alter Franzose begleitete mich, als ich die Samen sammelte, und er lobte ihre wundheilende Wirkung in

höchstem Maße. Die Blätter der Pflanze müssen zerrieben und auf die Wunde gelegt werden.«

Die Wundheilung bewirken Gerbstoffe. Das sind komplizierte chemische Verbindungen, die die Haut dazu bringen, sich zusammenzuziehen. Sie hemmen Entzündungen und verringern die Infektionsgefahr durch Bakterien, Viren oder Pilze.

Aber die Nachtkerze heilt mehr als nur Wunden. Ein Sud aus Stengelrinde und Wurzel lindert Bauchweh und beruhigt einen gereizten Magen und Darm. Die Pioniere kurierten mit der Nachtkerze zunächst die Krätze, später mischten sie Wurzel und Honig zu einem Hustensaft. Medizinmänner der Irokesen behandelten Geschwüre. Sie glaubten auch, daß die Nachtkerze Muskeln kräftigt, wenn man sich mit ihr einreibt. Die Cherokee versuchten mit Nachtkerzentee abzunehmen. Der Tee sollte Fettleibigkeit und Trägheit bekämpfen. Wurzel und Kraut wirken auf manche Menschen beruhigend und stärken die Nerven.

Alte Kräuterbücher preisen das Nachtkerzenöl als Mittel, das die Schleimhäute zusammenzieht, Blutungen stillt und beruhigend wirkt. Angesichts dieser zahlreichen Wirkungen wurde die Rinde des Blütenstengels 1868 in die offizielle Liste der Arzneipflanzen Kanadas aufgenommen.

Wertvolle Samenöle – Linolsäure und Gamma-Linolensäure

Heute stehen die Wirkstoffe aus den Samenkörnern und ihre therapeutische Anwendungen im Vordergrund. Schon die Algonkin-Indianer zerstampften Nachtkerzensamen und heilten mit dem Brei Hautausschläge und Asthma. Doch erst 1917 begann die wissenschaftliche Untersuchung des Samens. Zuerst ermittelte der deutsche Forscher Unger einen Ölgehalt im Samen von 15 Prozent.

Zwei Jahre später analysierten die beiden Forscher Heiduschka und Luft das Samenöl und stellten erstaunt fest: Fast das ganze Öl besteht aus nur fünf Fettsäuren. Eine so einfache Struktur findet man selten. Meist sind Samenöle Gemische aus -zig Substanzen, von denen sich häufig nicht alle identifizieren lassen. Nicht so das Nachtkerzenöl. Es hat einen ungewöhnlich hohen Anteil an Linolsäure, nämlich rund 71 Prozent. In geringeren Mengen kommen Öl-, Palmitin- und Stearinsäure vor. Außerdem fanden die Wissenschaftler die sogenannte Gamma-Linolensäure, abgekürzt GLS. Das Samenöl der Nachtkerze enthält – und das ist wirklich selten – etwa neun Prozent Gamma-Linolensäure (siehe hierzu auch Seite 30).

Gamma-Linolensäure ist in der Natur eine Kostbarkeit. Babys nehmen sie zusammen mit Linolsäure mit der Muttermilch auf. Das zeigt, wie wichtig diese Fettsäuren sind. Muttermilch enthält pro Liter etwa 120–150 Milligramm Gamma-Linolensäure, in Kuhmilch dagegen kommt sie nicht vor. Die Fette einiger Meerestiere weisen hohe GLS-Konzentrationen auf. Sonst findet man – außer geringen Mengen in einigen Nahrungsmitteln, etwa Fleisch, Fischöl, Keimöl, Hafer, Gerste und Eier – kaum GLS. Neben der Nachtkerze erzeugen nur wenige Pflanzen Gamma-Linolensäure. Die wichtigsten sind Borretsch, schwarze Johannisbeere, Hanf und Schwarzkümmel.

Wozu die Gamma-Linolensäure dient, blieb auch nach ihrer Entdeckung noch lange verborgen. Erst 60 Jahre später erkannten die Wissenschaftler ihre wahre Bedeutung für unsere Gesundheit.

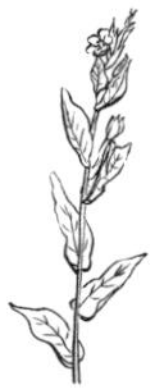

Der Stoffwechselaktivator Prostaglandin

Unser Körper baut aus der Gamma-Linolensäure eine ganze Hormongruppe auf, die sogenannten Prostaglandine. Prostaglandine beeinflussen direkt oder über Umwege die Funktionen aller Zellen. Es scheint kaum eine Reaktion in unserem Stoffwechsel zu geben, an der Prostaglandine nicht in irgendeiner Weise beteiligt sind.

Was sind Prostaglandine?

Es sind hormonähnliche Substanzen mit sehr vielfältigen, teils sogar entgegengesetzten Wirkungen. Man nennt sie auch Gewebshormone, denn es sind keine Hormone im klassischen Sinn. Echte Hormone werden in Drüsen gebildet und gelangen über die Blutbahn zu ihrem Zielorgan. Anders verläuft es bei den Prostaglandinen: Sie entstehen bei Bedarf vor Ort, wirken nur dort und zerfallen schnell wieder.
Die Prostaglandine wurden erst in den dreißiger Jahren unseres Jahrhunderts vom schwedischen Physiologen und Nobelpreisträger Ulf Svante von Euler-Chelpin entdeckt. Er isolierte aus der Samenflüssigkeit von Schafen eine Substanz, die er bald auch im Sperma des Mannes fand. Weil Euler-Chelpin annahm, daß diese Substanz in der Prostata gebildet wurde, nann-

te er sie Prostaglandine. Die Annahme erwies sich als falsch, denn Prostaglandine kommen in fast allen Geweben und Organen vor, und zwar beim Mann und bei der Frau. Der Name blieb jedoch erhalten.
In den sechziger Jahren erforschten die beiden schwedischen Biochemiker Bengt Samuelsson und Sune Bergström die Struktur und Wirkung der Prostaglandine. Für diese Arbeiten erhielten sie 1982 zusammen mit dem englischen Pharmakologen John Robert Vane den Nobelpreis für Medizin. Vane hatte 1971 herausgefunden, daß das beliebte und weltweit verbreitete Schmerzmittel Aspirin die Synthese der Prostaglandine hemmt und auf diesem Weg Schmerzen lindert, Fieber senkt und Entzündungen heilt.

Ohne Prostaglandine geht nichts

Es gibt nicht das Hormon Prostaglandin, sondern der Name umfaßt eine ganze Reihe Substanzen, die alle sehr ähnlich sind. Man kennt über 30 verschiedene Prostaglandine, die sich in ihrer Funktion teils erheblich voneinander unterscheiden. Manche wirken sogar völlig entgegengesetzt. Zum Beispiel senken einige Prostaglandine den Blutdruck, andere steigern ihn. Sie wirken direkt auf Zellen und Gewebe, oder sie beeinflussen andere Hormonsignale. Dann schwächen sie deren Botschaft oder verstärken sie. Das System ist sehr komplex und schwer überschaubar. Vieles hat man noch gar nicht vollständig verstanden.

Körperfunktionen, die von Prostaglandinen beeinflußt werden

Herz und Kreislauf	Gefäßspannung, Blutdruck, Aktivität des Herzmuskels, Entstehung der Arteriosklerose

Magen-Darm-Kanal	Sekretion der Magensäure und Verdauungssäfte, Aufnahme von Wasser und Mineralstoffen, Eigenbewegungen des Darmes
Niere	Blutdruck Rückgewinnung von Wasser und Mineralien
Fortpflanzungsorgane	Gebärmuttermuskulatur Menstruationszyklus
Nervensystem	Körpertemperatur, Fieber Kommunikation der Nervenzellen untereinander
Blut und Immunsystem	Blutgerinnung Abwehrreaktionen Entzündungen, Schmerzen

Prostaglandine entscheiden mit über Gesundheit und Krankheit. Um sie zu verstehen, müssen wir uns mit ihrer Entstehung befassen.

Aus eins mach viele

Ausgangsstoff für die Prostaglandin-Synthese ist die Linolsäure. Die Linolsäure baut der Körper um zur Gamma-Linolensäure. Dazu braucht er einen Helfer, das Enzym Delta-6-Desaturase. Nachtkerzenöl enthält sowohl Linolsäure als auch Gamma-Linolensäure, mit ihr können wir diesen ersten Schritt umgehen. Auf der GLS bauen sich alle weiteren Schritte auf. Sie ist die einzige Vorstufe und läßt sich durch nichts ersetzen.
Im nächsten Schritt wird die Gamma-Linolensäure umgewandelt in die Dihomo-Gamma-Linolensäure. Nun stehen zwei Wege zur Auswahl. Der kürzere Weg führt direkt zu den Prostaglandinen der Reihe 1 (PG_1). Der andere Weg geht über die Arachi-

donsäure. Arachidonsäure hängt an der Zellmembran und wird nach Bedarf freigesetzt. Dann baut sie das Enzym Cyclooxygenase über eine Zwischenstufe um zu den Prostaglandinen der Reihe 2 (PG_2). Gleichzeitig bilden andere Enzyme aus ihr die sogenannten Prostazykline und Thromboxane. Ein weiteres Enzym, die Lipoxygenase, macht aus der Arachidonsäure die Leukotriene. Wir kommen später noch auf die einzelnen Wirkungen zurück.

Hier noch einmal alles in Kürze (vergleiche die Abb. auf Seite 21).

- Linolsäure ist essentiell. Der Körper kann sie nicht selbst bilden, sie muß mit der Nahrung aufgenommen werden.
- Das Enzym Delta-6-Desaturase baut die Linolsäure um zur Gamma-Linolensäure.
- Gamma-Linolensäure ist Ausgangsstoff für die Prostaglandin-Synthese.
- Zwei Stoffwechselwege konkurrieren miteinander. Einer führt zu den Prostaglandinen PG_1, der andere zur Arachidonsäure.
- Arachidonsäure sitzt in der Zellmembran und wird bei Bedarf freigesetzt.
- Das Enzym Cyklooxygenase bildet aus der Arachidonsäure über eine Zwischenstufe die Prostaglandine PG_2, Prostazykline und die Thromboxane.
- Ein weiteres Enzym, die Lipoxygenase, baut aus der Arachidonsäure die Leukotriene.

Wer macht was?
Die Funktionen der Prostaglandine

Die Prostaglandine PG_1 bewirken vorwiegend Gutes. Unter ihnen ist vor allem das PGE_1 gut erforscht. Es erweitert die Blutgefäße, senkt den Blutdruck und schützt vor Arterienverkalkung. PGE_1 hindert die Blutplättchen daran, sich zu Klümpchen zusammenzulagern. Es bremst die Cholesterinsynthese, vor allem senkt es den Anteil des schädlichen LDL-Cholesterins. Es aktiviert die T-Lymphozyten und stärkt die Immunabwehr. Es steigert für die

Synthese der Prostaglandine

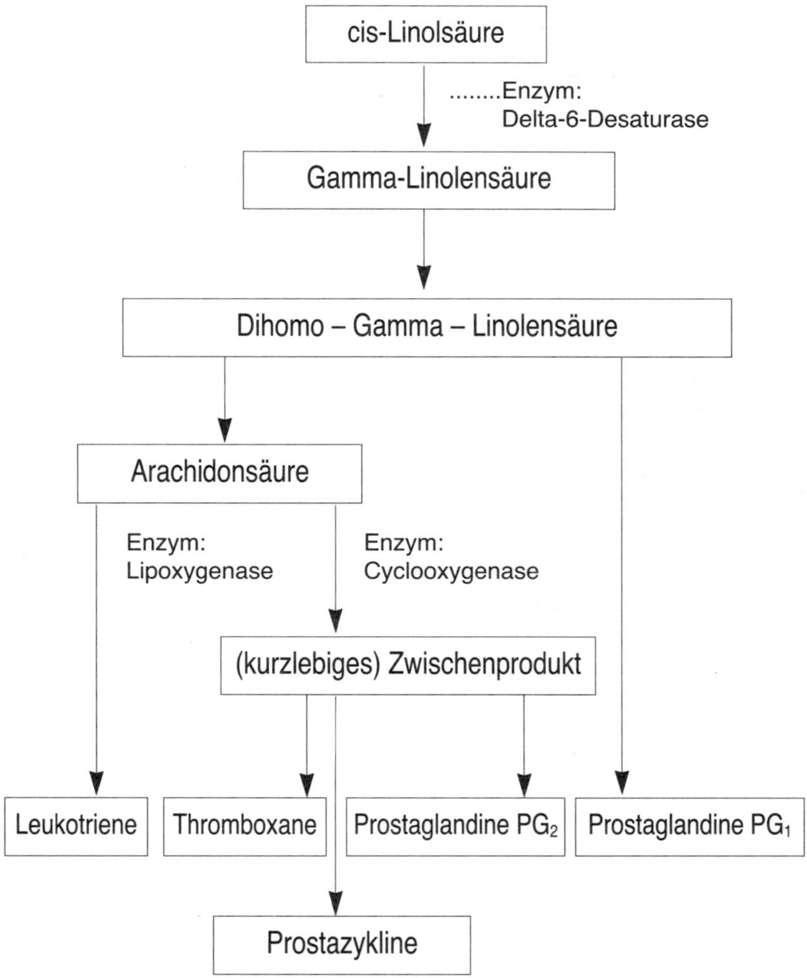

Muskelfunktionen wichtige Substanzen und verhindert Leberschäden. Die vielen gesundheitsfördernden Wirkungen des Nachtkerzenöls gehen letztlich auf das PGE_1 zurück.
Auf die Prostaglandine PG_2 würden wir dagegen oft gerne verzichten. Sie lösen Schmerzen, Entzündungen und Fieber aus. Aber sie bewirken nicht nur Unannehmlichkeiten. PG_2 senken ebenfalls den Blutdruck, sie kontrahieren die Muskulatur der Gefäße und stimulieren die Gebärmuttermuskeln während der Geburt.
Die Thromboxane und Prostazykline sind zwei Gegenspieler. Sie ergänzen sich wie das chinesische Yin-Yang. Thromboxane bringen die Blutplättchen dazu, sich zusammenzuballen. Das ist lebenswichtig für die Wundheilung und leitet die Blutgerinnung ein. Andererseits können Blutgerinnsel zur falschen Zeit am falschen Ort einen Infarkt, Schlaganfall oder eine Embolie verursachen. Das verhindern die Prostazykline. Sie bremsen derartige Reaktionen ab und halten das Blut flüssig. Beide Substanzen regulieren den Blutfluß und die Zusammenballung der Blutplättchen.
Leukotriene spielen eine entscheidende Rolle bei Allergien, Immunreaktionen und Hautentzündungen.

Was läuft heute schief?

Ein aktiver Stoffwechel hält den Körper gesund. Dazu braucht er die Prostaglandine und – als Ausgangssubstanz für ihre Synthese – die Linolsäure. Selbst wenn wir mit der Nahrung ausreichende Mengen Linolsäure aufnehmen, bedeutet das nicht gleich, daß unser Körper über die richtigen Prostaglandine in der richtigen Menge zur richtigen Zeit verfügt.
Das Schlüsselenzym im Fettstoffwechsel ist die Delta-6-Desaturase. Sie wandelt die Linolsäure um zur lebensnotwendigen Gamma-Linolensäure. Gerade daran mangelt es bei den meisten. Unser Alltag, unsere Lebensweise und vor allem unsere Ernährung setzen diesem Enzym gewaltig zu.

Ein Mangel an Gamma-Linolensäure führt zu unterschiedlichen, oft unklaren Symptomen. Sie sind – entsprechend den Prostaglandin-Funktionen – sehr vielfältig und selten klar ausgeprägt. Am schlimmsten reagieren Babys und Kleinkinder. Sie leiden unter Wachstumsstörungen und Durchfall. Beim Erwachsenen ändert sich zuerst die Haut. Sie trocknet aus, wird empfindlich und juckt.

Störfaktoren der Prostaglandin-Synthese

Was aber bringt den Prostaglandin-Haushalt durcheinander? Viele Faktoren beeinflussen ihre Synthese. Einige können wir beeinflussen, andere nicht.

- Falsche oder unzureichende Ernährung
  Wir ernähren uns falsch. Jedes Jahr untersucht die Deutsche Gesellschaft für Ernährung die Eßgewohnheiten der Bundesbürger und kommt stets zum gleichen Ergebnis: Wir essen zu süß, zu viel, zu fett und zu eiweißreich. Experten sagen, wir essen doppelt soviel Fett, wie wir sollten. Sie raten zu 70 bis 80 Gramm Fett täglich. Maximal 30 Prozent unseres Kalorienbedarfs sollten wir mit Fett decken. Tatsächlich sind es aber 45 Prozent.
  Doch wir essen nicht nur zuviel Fett, wir essen auch die falschen Fette. Ideal wäre zu je einem Drittel gesättigte Fettsäuren, einfach ungesättigte Fettsäuren und mehrfach ungesättigte Fettsäuren. Statt dessen verzehren wir zu viele tierische Fette und zu wenige hochwertige pflanzliche Öle. Fettreiche Wurst und fettes Fleisch erhöhen nicht nur den Cholesterinspiegel, sondern sie liefern uns auch reichlich Arachidonsäuren. Das begünstigt die entzündungsfördernden Prostaglandine und Leukotriene.
- Vitamin- und Mineralstoffmangel
  Speziell für die Prostaglandinsynthese braucht der Körper das Vitamin B_6, Vitamin C, Zink und Niacin.
  – Vitamin B_6: Die wichtigsten Vitamin-B_6-Lieferanten sind Vollkornprodukte, Weizenkeime, Sojabohnen, Gemüse, Kartof-

feln, Fisch, mageres Schweinefleisch, Hefe und Milch. Mit Ausnahme von Zucker, Stärke und Speisefett enthalten alle Lebensmittel Vitamin B_6. Hitze und Licht zerstören das Vitamin. So kann Sonnenlicht innerhalb von zwei Stunden die Hälfte des Vitamin-B_6-Gehalts der Milch zerstören. Beim Kochen und Braten liegt der Verlust zwischen 30 und 50 Prozent. Unser Bedarf an Vitamin B_6 steigt mit der Menge Eiweiß, die wir verzehren. Starke Fleischesser und Wurstliebhaber brauchen mehr davon als Vegetarier.

– Vitamin C: Alle Obst- und Gemüsearten liefern Vitamin C oder Ascorbinsäure. Besonders reichliche Mengen enthalten Zitrusfrüchte, schwarze Johannisbeeren, Sanddorn und Hagebutten, aber auch Paprika, Kiwi und Kartoffeln.

– Zink: Mehr als 200 verschiedene Enzyme brauchen Zink. Zinkmangel äußert sich deshalb in sehr unterschiedlichen Symptomen. Zinkreiche Lebensmittel sind Kalbs- und Schweineleber, Vollkornprodukte, Hülsenfrüchte, Milch und Milchprodukte sowie Gemüse und Kürbiskerne.

– Niacin (Nikotinsäure): Viele Lebensmittel enthalten Niacin, der Körper kann es aber auch selbst aus der Aminosäure Tryptophan bilden. Niacin-Lieferanten sind Fleisch, Innereien, Fisch, Kartoffeln, Getreide, Obst und Gemüse, Hülsenfrüchte und Hefe.

- (Dauer)Streß
  Streß macht krank, auch wenn wir das nicht wahrhaben wollen. Unter anderem beeinträchtigt er die Arbeit der Delta-6-Desaturase.
- Schadstoffe, Umweltgifte, Lebensmittelzusatzstoffe
- Alkohol und Nikotin
- Bewegungsmangel lähmt den Stoffwechsel
- Medikamente
- Diabetes und andere Stoffwechselkrankheiten
- Erbliche Veranlagung bei Neurodermitikern und Allergikern
- Virusinfektionen
- Hormonschwankungen, besonders bei der Frau
- Natürlicher Alterungsprozeß

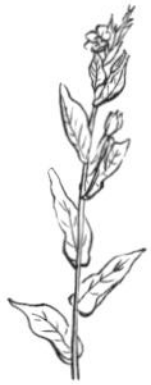

Tips zur Anwendung: Produkte, Gebrauch, Hinweise

Nur wenige von uns ernähren sich tatsächlich so, wie sie es sollten. Ein ausgefüllter Alltag läßt uns vergessen, welch hohen Wert die Ernährung einnimmt. Selbst wenn wir hochwertige Pflanzenöle in den Salat mischen, decken wir vielleicht unseren Bedarf an essentiellen Fettsäuren, aber durch unseren Lebensstil wird das Enzym für deren Weiterverarbeitung ausgebremst.
Die Folge: Das Gleichgewicht der Prostaglandine ist gestört. Langfristig kann das zu zahlreichen Leiden führen. Wenn wir jedoch frühzeitig auf eine gesunde Ernährung und Lebensweise umschwenken würden, ließen sich zwei von drei Krankheiten vermeiden. Dazu zählen viele Herz-Kreislauf-Leiden, Altersdiabetes, Rheuma und Gicht, Magen-Darm-Beschwerden, Allergien und Unverträglichkeitsreaktionen, diverse Mangelerscheinungen und gut die Hälfte aller Krebsneubildungen.

Katalysator für die Gesundheit

Mit Nachtkerzenöl gleichen wir einen Mangel an essentiellen Fettsäuren aus und führen unserem Körper die Vorstufen für die Prostaglandinbildung zu. Besonders wirkungsvoll ist hierbei die Gamma-Linolensäure. Mit ihr können wir den kritischen Punkt,

nämlich den störanfälligen Umbau der Linolsäure zur Gamma-Linolensäure umgehen. Zahlreiche Studien belegen, daß Nachtkerzenöl deutlich den Gehalt an Gamma-Linolensäure und von ihr abhängiger Stoffwechselprodukte erhöht. Das wiederum begünstigt die Synthese des »guten« Prostaglandins PGE_1. Das Samenöl der Nachtkerze wirkt als Katalysator für die Gesundheit. Nachtkerzenöl hat keinerlei Nebenwirkungen. Man kennt seine Inhaltsstoffe und weiß, wie sie wirken. Die Mechanismen sind schlüssig. Falsch machen kann man eigentlich nichts, richtig dagegen sehr viel. Entscheidend ist einzig: Hilft es mir? Lindert Nachtkerzenöl meine Beschwerden? Gehöre ich zu einer Risikogruppe, und will ich vorbeugen? Bin ich gesund, und will ich es bleiben?
Probieren Sie es aus. Das können nur Sie entscheiden.
Doch es gibt nicht nur Befürworter einer Therapie mit Nachtkerzenöl. Medizinisch anerkannt ist derzeit nur die Therapie bei Neurodermitis. Alle anderen Anwendungen sind noch nicht ausreichend abgesichert. Viele Studien leiden zudem unter methodischen Mängeln: Es wurden zu wenig Personen getestet oder sie erhielten gleichzeitig andere Medikamente, die Kontrollen genügten nicht allerhöchsten Ansprüchen. Langzeitversuche stehen noch aus, und Nachkerzenöl wirkt auch nicht bei jedem gleich. Wohl gibt es begründete Hinweise, naheliegende Erklärungen, persönliche Erfahrungen und vielversprechende Untersuchungen, den harten Anforderungen der Arzneimitteltest würden sie wahrscheinlich aber nicht genügen.

Was gibt es?

Eigener Anbau im Garten

Die Nachtkerze schmückt mit ihren leuchtend gelben Blüten jeden Kräutergarten. Sie ist eine schöne Zierpflanze, pflegeleicht und gedeiht nahezu überall. Die Wurzeln können Sie zu einem leckeren Salat verarbeiten und aus den Blättern einen Tee zubereiten. Aber aus den Samen Öl gewinnen zu wollen hat wenig Sinn. Sie brauchen viel zu viele Samen.

Nachtkerzenöl

Fertiges Öl erhalten Sie im Reformhaus oder in der Apotheke. Sie können es tropfenweise einnehmen, zur Hautpflege verwenden oder damit kochen – Rezepte finden Sie ab Seite 93. Nachtkerzenöl eignet sich hervorragend zur Pflege trockener Haut. Auch die gesunde Haut profitiert von den Wirkungen des Nachtkerzenöls. Es verbessert den Wasserhaushalt und hält das Gewebe jung. Tragen Sie das Öl direkt auf die Haut auf, oder mischen Sie es unter, wenn Sie Ihre Cremes, Öle, Packungen und Lotionen selbst herstellen.

Pflegemittel

Der Handel bietet eine Vielzahl von Pflegeprodukten an. Sie dienen der täglichen Hautpflege oder ergänzen eine Stoffwechselkur. Hautöle und Pflegeölbäder entspannen und tun der Haut gut. Für Neurodermitiker gibt es besonders reichhaltige Lotions, Cremes und Fettsalben, die auch großflächig aufgetragen werden können.

Nachtkerzenöl-Kapseln

Am häufigsten wird Nachtkerzenöl in einer Kapsel verkauft. Es gibt unterschiedlich große Packungen in der Apotheke, im Reformhaus, in der Drogerie und in den entsprechenden Abteilungen von Supermärkten und Naturkostläden oder über den Versandhandel. Großpackungen sind meist preiswerter, was sich vor allem bei einer Kur lohnt.

Die meisten Kapseln enthalten 0,5 Gramm Nachtkerzenöl. Das entspricht 40 Milligramm Gamma-Linolensäure. Der Gehalt kann wie bei jedem Naturprodukt etwas schwanken. Bei Neurodermitis kann der Arzt das Präparat verschreiben – bei Kleinkindern wird er das mit Sicherheit auch tun –, die Krankenkasse übernimmt dann die Kosten. In allen anderen Fällen müssen Sie die Kapseln selbst bezahlen.

Arznei- oder Lebensmittel?

Einige Präparate sind als Arzneimittel zugelassen, andere nicht. Sie gelten als diätetisches Lebensmittel oder als sogenanntes Nahrungsergänzungsmittel. Was ist der Unterschied? Arzneimittel oder Medikamente müssen vom Bundesinstitut für Arzneimittel und Medizinprodukte in Berlin zugelassen werden. Früher übernahm die Kontrolle das Bundesgesundheitsamt. Für die Zulassung muß der Hersteller nachweisen, daß die Arznei einer bestimmten Qualität entspricht, das Mittel wirkt und es keinen Schaden anrichtet. Medikamente darf nur der Apotheker verkaufen, und Sie dürfen sich darauf verlassen, daß die Präparate einen gleichbleibenden Standard einhalten.
Die Vorschriften für Nahrungsergänzungsmittel gewähren mehr Spielraum als die für Arzneien. Sie brauchen keine Zulassung, was das Angebot nahezu unüberschaubar macht. Jeder darf diese Mittel auf den Markt bringen. Die meisten Nachtkerzenöl- und Gamma-Linolensäure-Präparate werden als Nahrungsergänzungsmittel verkauft. Sie sollen Mangelerscheinungen ausgleichen und dienen der Vorbeugung. Sie heilen nicht im klassischen Sinne, aber vielen tun sie Gutes. Die Präparate unterscheiden sich nur geringfügig voneinander.

Produktion von Nachtkerzenöl

Die Nachtkerze wächst in Nordamerika und wird heute in riesigen Plantagen gezogen. Im Juli wird gesät, im September des darauffolgenden Jahres geerntet. Durch gezielte Züchtung wurde

der Samen immer größer, seine Qualität immer besser. Ein Hektar Anbaufläche bringt einen Ertrag von bis zu 1600 Kilogramm Samen.
Das fette Öl gewinnt man durch kaltes Auspressen der reifen Samen. Danach wird das Öl gereinigt. Bei der Kaltpressung kann es passieren, daß das Öl durch den Preßdruck erwärmt wird. Deshalb ist Kaltpressung nur bei Ölsaaten mit einem Ölgehalt von mehr als 30 Prozent interessant. Nachkerzensamen enthalten weniger Öl, weshalb beim mechanischen Pressen die Temperatur ansteigen kann. Alternativ kann man das Öl mit Hilfe geeigneter Lösungsmittel herauslösen, es muß dann aber wieder gereinigt werden. Man nennt das Raffination. Neuerdings wird das Öl unter hohem Druck mit Hilfe natürlicher Kohlensäure gewonnen. Da bleiben die Temperaturen niedrig und die gute Qualität des Öles erhalten. Kohlensäure läßt sich wieder einfach und ohne Rückstände aus dem Öl entfernen. Das Verfahren nennt man Cryo-Press-Kälteverfahren.
Aus 5000 Samen erhält man etwa 500 Milligramm Öl. Natürliche Antioxidantien wie Vitamin E stabilisieren das Öl und machen es haltbar.

Gamma-Linolensäure – nicht nur im Nachtkerzensamen

Die Nachtkerze ist nicht die einzige Pflanze, die in ihren Samen die Gamma-Linolensäure speichert. Auch andere Samen enthalten nennenswerte Mengen der kostbaren Fettsäure: Borretsch, schwarze Johannisbeere, Hanf und Schwarzkümmel. Das Samenöl des Borretsch enthält sogar dreimal, das der schwarzen Johannisbeere immerhin noch doppelt so viel Gamma-Linolensäure wie Nachtkerzenöl. Einige Hersteller mischen die Samenöle. Andere bieten Kapseln nur mit Borretsch- oder nur mit Johannisbeeröl an. Egal welches Präparat Sie nehmen, maßgebend für die Tagesdosis ist immer der Gehalt an Gamma-Linolensäure.

Gamma-Linolensäure-Gehalt verschiedener Kapseln (Circa-Angaben)

Samenöle je Kapsel	*Gamma-Linolensäure*
Nachtkerze, 500 mg	40–45 mg
Nachtkerze, 1000 mg	90 mg
Nachtkerze, 400 mg, Borretsch, 100 mg	60 mg
Nachtkerze, 100 mg, Borretsch, 400 mg	90 mg
Borretsch, 500 mg	120 mg
Borretsch, 750 mg	180 mg
Borretsch, 1500 mg	360 mg

Gemischte Kapseln sind preiswerter, und Sie brauchen weniger Kapseln. Dennoch hat reines Nachtkerzenöl seine Vorteile: Nachtkerzenöl ist ungewöhnlich einfach strukturiert. Sein hoher Anteil an Linolsäure verstärkt wahrscheinlich die Wirkung der Gamma-Linolensäure. Die anderen Samenöle sind ungleich komplizierter. Es sind Mischungen aus bekannten und unbekannten Stoffen, darunter auch körperfremde und in ihrer Wirkung auf unseren Stoffwechsel möglicherweise fragliche Substanzen. Es scheint auch, als erreiche etwa Borretschöl nicht die Wirksamkeit des Nachtkerzenöls – trotz des wesentlich höheren Gehalts an Gamma-Linolensäure.

Kombinationspräparate mit Nachtkerzenöl

Relativ neu auf dem Markt sind Präparate, die neben dem Nachtkerzenöl noch Vitamine, Mineralien, diverse Vitalstoffe oder Fischöl enthalten. Wegen ihres geringen Gehalts an Gamma-Linolensäure eignen sie sich kaum dazu, einen Mangel dieser Fettsäure auszugleichen. Als tägliche Nahrungsergänzung scheinen sie jedoch ideal zu sein. Auch wenn Sie heilfasten oder abnehmen möchten, können Ihnen diese Mittel helfen. Denn dabei verzichten Sie nicht nur auf Fett, Kohlenhydrate und

Eiweiß, sondern Sie verringern auch Ihre Vitaminzufuhr. Diese Präparate beugen einem Mangel vor.

Richtig dosieren und anwenden

Wieviel darf es sein?

Für fast alle Anwendungen gilt:

- Fangen Sie kurmäßig an. Beginnen Sie mit der höchsten angegebenen Dosis.
- Eine deutliche Wirkung stellt sich erst nach einigen Wochen ein, unter Umständen sogar erst nach drei Monaten.
- Danach gehen Sie zu Ihrer persönlichen Erhaltungsdosis über.

Nachtkerzenöl ist relativ teuer. Eine Kapsel kostet zwischen 40 und 65 Pfennige. Für eine Kur brauchen Sie sechs Kapseln am Tag, unter Umständen sogar mehr. Das erscheint zunächst teuer. Aber die Tagesration kostet weniger als eine Schachtel Zigaretten.
Ernährungswissenschaftler haben als täglichen Bedarf an Gamma-Linolensäure 240 Milligramm ermittelt, das entspricht sechs Kapseln Nachtkerzenöl.

Anwendung und Dosierung
(Näheres siehe in den entsprechenden Abschnitten)

Anwendung	*Anzahl Kapseln/Tag (40 mg GLS)*	*Dauer*
Kur	3 x 2	über 4–6 Wochen
Dauergebrauch	2–4	fortlaufend
Nahrungsergänzung	Erwachsene: 2–4, individuell Kinder: 3 x 1	

Anwendung	*Anzahl Kapseln/Tag (40 mg GLS)*	*Dauer*
Heilfasten, Diät	1	
Wechseljahres-beschwerden	2–4	
PMS	3 x 2	im ersten Monat
	2–3	8 Tage vor bis
	3	3 Tage nach der Regel
Neurodermitis/ Atopien	Erwachsene: 2 x 4–6 (ggf. 6–12) Kinder bis 12 Jahre: 2 x 2–4	

Wenn Sie die Kapsel nicht schlucken können ...

Nehmen Sie die Kapsel zu oder nach den Mahlzeiten mit viel Mineralwasser, Fruchtsaft oder Tee ein. Die Kapsel löst sich im Magen rasch auf. Falls Ihnen das Schlucken nicht möglich ist, dann schneiden Sie die Kapsel einfach auf und rühren das Öl in Ihr Getränk. Das erleichtert Kleinkindern und älteren Menschen die Einnahme. Es gibt auch Kapseln mit einem speziellen Kapselhals zum Abdrehen oder Abschneiden.

Aufbewahrung und Haltbarkeit

Eine gut verschlossene, dunkel und kühl aufbewahrte Kapsel behält mehrere Jahre lang ihre Wirksamkeit. Eine geöffnete Kapsel müssen Sie sofort verbrauchen, denn die ungesättigten Fettsäuren verderben sehr schnell. Sie verbinden sich mit dem Luftsauerstoff und werden ranzig. Wärme und Licht beschleunigen diese Reaktion.
Vitamin E schützt die Fettsäuren. In der Natur kommen sie immer

zusammen mit Vitamin E vor. Die Hersteller der Nachtkerzenöl-Präparate geben zusätzlich Vitamin E hinzu und steigern damit die Haltbarkeit.

Nebenwirkungen

Die meisten Anwender vertragen Nachtkerzensamenöl sehr gut. Allergische Reaktionen wie Hautausschläge treten sehr selten auf. Auch schwere Nebenwirkungen kennt man nicht. Gelegentlich kann es allerdings zu Übelkeit, Bauchweh und einem dünnen weichen Stuhl kommen. Wahrscheinlich war dann die Dosis zu hoch. Selbst bei Kindern kann nichts passieren. Für eine Studie verabreichten Forscher Kindern zwischen fünf und zwölf Jahren mehrere Monate lang täglich bis zu 50 Kapseln Nachtkerzenöl. Von einem gelegentlich aufgetretenen weichen Stuhl abgesehen, kam es zu keinerlei Nebenwirkungen.

Wer sollte kein Nachtkerzenöl nehmen?

Da Nachtkerzenöl für unseren Körper nun wirklich keine fremdartige Substanz ist, spricht nichts gegen die Anwendung. Dennoch sollten Sie zu Ihrer Sicherheit in wenigen Fällen vorher mit Ihrem Arzt sprechen:

- In den ersten drei Monaten einer Schwangerschaft.
- Bei Babys vor ihrem ersten Geburtstag.
- Patienten, die unter Schizophrenie oder Epilepsie leiden.
- Wenn Sie gleichzeitig Medikamente einnehmen, die eine Epilepsie auslösen können. Nachtkerzenöl kann diese Wirkung verstärken beziehungsweise bei gefährdeten Personen Anfälle auslösen.

Die Nachtkerze in der Homöopathie

Die Homöopathen nutzen das frische, blühende Kraut der Nachtkerze. Kaum daß sich die ersten Blüten öffnen, sammeln und verarbeiten die Heilkundler Blätter und Stengel der *Oenothera biennis* zu einer Essenz. Sie hilft vor allem bei chronischem Durchfall, medizinisch Diarrhöe.

Bereits 1873 zitierte die »Allgemeine Homöopathische Zeitung« den Arzt und Homöopathen Dr. J. F. Douglas: »Ich habe nun während zwei Saisons diese Pflanze in Anwendung gebracht. Das Resultat ist für jetzt, daß sie sich als das sicherste und wirksamste Mittel gegen eine große Anzahl verschiedenartiger Diarrhöen erwiesen hat, dessen ich mich je bedient habe.

Sowohl in akuten als chronischen Formen, in der Diarrhöe, welche das Typhusfieber begleitet, in den Sommerbeschwerden von Kindern, gleichviel, ob schmerzhaft oder schmerzlos, und ob die Stühle wäßrig, biliös oder lienterisch waren, der Erfolg erwies sich immer gleich günstig. Die größten Triumphe aber erlangte das Mittel in chronischer Diarrhöe, die seit Monaten oder Jahren jeder anderen Behandlung widerstanden hatte, indem es in allen Fällen die prompteste Heilung bewirkte.«

Es gibt die Nachtkerze als Urtinktur, flüssige Verdünnung, Tabletten, Verreibungen, Streukügelchen (Globuli) und flüssige Verdünnungen zur Injektion. Bei akutem Durchfall nehmen Sie alle halbe bis ganze Stunde je fünf Tropfen oder eine Tablette oder zehn Streukügelchen oder eine Messerspitze Verreibung ein. Bei chronischem Durchfall die gleiche Dosis, aber nur ein- bis dreimal täglich. Wie bei allen homöopathischen Mitteln kann sich der Durchfall danach noch verschlimmern. Das geht aber vorüber und ist unbedenklich.

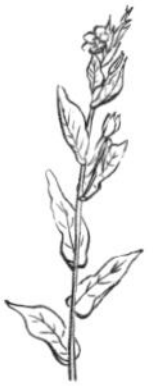

Gesund und vital mit Nachtkerzenöl
Vorbeugen und Heilen

Herz und Kreislauf

Wenn Sie ganz entspannt sind, Ihre Arme und Beine in völliger Ruhe baumeln, Sie sanft und gleichmäßig atmen, dann hören Sie einmal in sich hinein. Achten Sie darauf, was tief in Ihnen passiert. Zunächst leise, dann immer lauter hören Sie es: bumm, bumm, bumm. Das ist Ihr Herz. Sie hören das Herz schlagen – nicht vor Aufregung oder Angst, sondern im Zustand völliger Entspannung. Es schlägt ruhig und gleichmäßig.

Die »Straßen«

Mit jedem Schlag pumpt Ihr Herz sauerstoffreiches Blut in die Hauptschlagader, die Aorta. Die Aorta verzweigt sich zu Arterien, diese werden dünner und dünner und verästeln sich in ein Wundernetz aus kleinen Arteriolen und kleinsten Kapillaren. In den Kapillaren gibt das Blut Sauerstoff und Nährstoffe an das umliegende Gewebe ab und nimmt Kohlendioxyd und Abfallstoffe auf. Dabei verliert es seine hellrote Farbe und wird dunkelrot. Über die Venen fließt das Blut zurück zum Herzen.

Sämtliche Arterien und Venen eines Erwachsenen würden aneinandergelegt zweieinhalbmal die Erde umrunden. Die Arterien oder Schlagadern sind sehr elastisch gebaut. Eine kräftige Schicht aus Ringmuskeln umgibt ihre zarte Innenhaut. Wenn sich die Muskeln zusammenziehen, verengen sie das Gefäß, beim Entspannen erweitern sie es. Den Venen fehlt diese ausgeprägte Muskelschicht, das Blut fließt passiv zum Herzen zurück. Klappenähnliche Strukturen, die sogenannten Venenklappen verhindern, daß es zurückfällt.

Der Motor

Alle 0,8 Sekunden schlägt das Herz – das sind 70 bis 80 Schläge pro Minute. Beim Baby schlägt es doppelt so schnell, bei einem Marathonläufer langsamer. Mit jedem Schlag zieht sich das Herz zusammen und drückt 70 Milliliter Blut in die Adern; das sind etwa sechs Liter in der Minute. Ärzte bezeichnen diese Phase als Systole. Anschließend dehnt sich das Herz wieder aus. Das erzeugt einen Sog, der das sauerstoffarme Blut aus den Venen ins Herz hinein zieht. Die Phase, in der sich das Herz mit Blut füllt, nennt man Diastole. Beim Blutdruckmessen gibt der erste Wert den Druck während der Systole an, der zweite Wert den der Diastole. Das Zusammenziehen und Erschlaffen des Herzens fühlen wir als Puls.
Herz und Kreislaufsystem arbeiten auf wunderbare Weise zusammen. Gemeinsam sorgen sie dafür, daß jedes Organ zu jeder Zeit genau das bekommt, was es braucht. Wenn wir joggen, trainieren, springen, rennen, Treppen steigen – immer wenn wir uns anstrengen, pumpt das Herz schneller. Einige Arterien weiten sich und erleichtern den Blutfluß. Muskeln und Herz arbeiten auf Hochtouren. Sie brauchen besonders viel Sauerstoff. Derweil ruhen Magen und Darm. Gefäße, die zu ihnen führen, drosseln die Zufuhr. So steuert der Körper die Blutverteilung im Körper. Im gesunden Körper gibt es kein Zuviel und kein Zuwenig.

Nachtkerzenöl schützt Herz und Kreislauf

420 000 Männer, Frauen, Kinder, Junge und Alte sterben jedes Jahr an Herz-Kreislauf-Erkrankungen. Ihr Herz versagt, der Kreislauf bricht zusammen, ein Thrombus stoppt den Blutfluß, oder sie erleiden einen Schlaganfall. In den westlichen Industrieländern verursachen Herz- und Kreislaufkrankheiten die häufigsten Todesfälle. Für Frauen sind sie heute der Risikofaktor Nummer eins: Pro Jahr erkranken bei uns viermal mehr Frauen an Herz-Kreislauf-Leiden als an Brustkrebs, und seit einigen Jahren sterben daran sogar mehr Frauen als Männer. In vielen Fällen kann Nachtkerzenöl vorbeugen beziehungsweise eine bestehende Therapie sanft begleiten.
Wir wissen bereits: Nachtkerzenöl liefert die Ausgangssubstanz für die Prostaglandin-Synthese, nämlich die Linolsäure. Noch schneller erfolgt die Synthese mit der Gamma-Linolensäure. Prostaglandine beeinflussen die Wirkungen von Nervensignalen und Hormonen. Sie verstärken deren Signale oder schwächen sie ab. Nachtkerzenöl begünstigt die Bildung des »guten« Prostaglandins PGE_1, und das wiederum verringert die meisten Risiken, die zu Herzinfarkt und Schlaganfall führen.

Bluthochdruck

Zu hoher Blutdruck ist ein heimliches Leiden. Viele Jahre kann er unerkannt bleiben und die Gefäße schädigen. Jeder fünfte erwachsene Bundesbürger über Vierzig leidet unter Bluthochdruck. Bei den älteren Männern und Frauen steigt der Anteil noch mehr: Hier soll jeder Dritte vom Bluthochdruck betroffen sein. Insgesamt, so schätzen die Experten, haben sechs Millionen Bundesbürger einen zu hohen Blutdruck. Viele Menschen ahnen nicht einmal, daß sie behandlungsbedürftig sind.

Ein hohes Risiko

Ein zu hoher Blutdruck verdoppelt das Risiko, einen Herzinfarkt oder Schlaganfall zu erleiden. Mit jedem Herzschlag schießt das Blut durch die Arterien und Arteriolen. Deren feine Innenwände können dem Druck auf Dauer nicht standhalten, sie werden zunehmend beschädigt. Bluthochdruck begünstigt die Arteriosklerose und kann den Herzmuskel schwächen.

Blutdruckwerte, gemessen in Millimetern an einer Quecksilbersäule

	systolischer Wert	*diastolischer Wert*
normaler Blutdruck	< 140 mm Hg	< 90 mm Hg
Grenzwert	140–160 mm Hg	90–95 mm Hg
Hochdruck	> 160 mm Hg	> 95 mm Hg

Der Blutdruck schwankt im Laufe des Tages erheblich. Seinen Spitzenwert erreicht er in der Regel gegen zehn Uhr morgens, die Tiefstwerte um drei Uhr nachts. Gegebenenfalls müssen Sie Ihren Blutdruck mehrmals am Tage messen.

So hilft Nachtkerzenöl

Die Ärzte finden bei vier von fünf Blutdruckkranken keine Ursache. Zwar wird die Neigung zu Bluthochdruck vererbt, aber es müssen weitere Faktoren hinzukommen, damit die Krankheit ausbricht. Auffallend viele Betroffene leiden gleichzeitig unter Fettsucht und Diabetes. Bei fünf Prozent der Patienten verursacht Arteriosklerose den hohen Blutdruck. Das ist ein Teufelskreislauf: Die Arterien verkalken, der Blutdruck steigt, hoher Blutdruck verletzt die Arterien, dort bilden sich Ablagerungen, die das Gefäß verengen und den Blutdruck erhöhen.
Nachtkerzenöl schützt vor Bluthochdruck und senkt zu hohe Werte ab. Es begünstigt die Bildung »guter« Prostaglandine, die den Gefäßdruck regulieren. Besonders erfolgreich ist hier das Prostaglandin PGE_1. Es entspannt die Gefäßmuskulatur und

dämpft die Wirkung von blutdrucksteigernden Hormonen. Das kann man im Tierversuch wunderbar durchspielen und erforschen. Wenn man Ratten mehrere Wochen lang mit Nachtkerzenöl füttert und dann mit Hilfe bestimmter Chemikalien den Blutdruck erhöht, reagieren diese Tiere sehr viel weniger stark. Das Nachtkerzenöl schützt die Nager vor Bluthochdruck. Auch bei massivem Streß bleiben die Werte im normalen Rahmen. Bei uns Menschen ist das nicht anders. Klinische Tests bestätigten, daß sich nach Gabe von Nachtkerzenöl hoher Blutdruck erniedrigt.

Verringern Sie Ihr Risiko

Bluthochdruck ist eine sogenannte Zivilisationskrankheit. Unser Lebensstil und die Art der Ernährung treiben den Blutdruck in ungesunde Höhen.

- Jedes Kilo Übergewicht steigert den Blutdruck um zwei Einheiten.
- Viel Obst und Gemüse, Vollkorn und Ballaststoffe halten den Blutdruck im Normalbereich. Alkohol jagt ihn hoch.
- Salzen Sie sparsam. Würzen Sie statt dessen mit Kräutern. Viel Salz enthalten Konserven, Dosengemüse, Fertiggerichte, gepöckeltes Fleisch, Mayonnaise, Tomatenmark, Ketchup, Schmelzkäse, Suppen und Saucen, salzige Knabbereien.
- Trinken Sie natriumarmes Mineralwasser.
- Kalium und Magnesium wirken einem erhöhten Blutdruck entgegen. Mineralstoffreich sind frisches Obst, insbesondere Bananen, Kartoffeln, fast alle Gemüsesorten, Milch und Milchprodukte sowie Fisch.
- Wenn die Seele entspannt ist, kann sich auch der Kreislauf erholen. Das Herz arbeitet langsamer und das Blut fließt gleichmäßiger. Lernen Sie, sich zu entspannen. Schichtarbeit und Reisen über mehrere Zeitzonen belasten den Körper mehr, als man vermutet. Auch Lärm verursacht Streß und macht langfristig krank.
- Bewegen Sie sich: Gehen Sie die Treppe hoch, laufen Sie kurze Strecken, und unternehmen Sie kleine Fahrradtouren.
- Achten Sie auf folgende Symptome: Bluthochdruck macht sich

– wenn überhaupt – bemerkbar durch Schwindel, Kopfschmerzen, Nasenbluten, Augenflimmern, Herzstolpern, Kurzatmigkeit, Schlafstörungen, Ohrensausen, häufigen Harndrang.

Cholesterin

Die Chancen stehen eins zu drei, daß in Ihrem Blut zu viel Cholesterin schwimmt. Ein Drittel der Bevölkerung Deutschlands hat zu hohe Werte. Mehr als 250 Milligramm Cholesterin je zehntel Liter Blut gilt als zuviel. Das überschüssige Cholesterin lagert sich in den Blutgefäßen ab und führt zur Arterienverkalkung.

Wieviel darf es sein?
Der Körper braucht Cholesterin. Cholesterin ist wichtiger Bauteil für die Zellmembran. Sie umgibt die Zelle und schützt sie vor äußeren Einflüssen. Außerdem ist Cholesterin Ausgangsstoff für die Synthese einiger Hormone, von Vitamin D und der Gallensäuren. Gallensäuren werden in der Leber gebildet und über die Gallenblase in den Dünndarm abgegeben. Wir brauchen sie für die reibungslose Verdauung der Nahrungsfette.
Einen großen Teil des Cholesterins bildet der Körper selbst, etwa 700 bis 900 Milligramm am Tag. Dazu kommen 300 bis 500 Milligramm Cholesterin, das wir täglich mit der Nahrung aufnehmen. Im Blut liegt Cholesterin nicht frei vor, sondern es läßt sich von den sogenannten Lipoproteinen (lipo = Fett, protein = Eiweiß) transportieren.
Zwei Arten Lipoproteine sind für Cholesterin wichtig: Das LDL-Lipoprotein (low density = geringe Dichte) bringt das Cholesterin zu den Zellen, die es weiterverarbeiten. Haben die Zellen genug, dann lagern sich die überschüssigen LDL-Cholesterin-Partikel an den Gefäßwänden ab. Man spricht deshalb auch vom »schlechten« Cholesterin. Sein Gegenspieler ist das HDL-Lipoprotein (high density = hohe Dichte). Es bringt Cholesterin aus den Zellen und den Arterien zurück zur Leber, die es entsorgt. HDL-Cholsterin sollte ein Viertel des gesamten Cholesterinwertes ausmachen.

Cholesterinwerte pro Deziliter Blut

< 200 mg	Normalbereich, davon maximal 135 mg LDL-Cholesterin
200–250 mg	Grenzbereich, erhöhtes Arteriosklerose-Risiko
> 250 mg	Cholesterinwerte sind zu hoch. Ausnahme: Der HDL-Spiegel liegt über 60 mg.

So hilft Nachtkerzenöl

Die ersten Versuche, mit Nachtkerzenöl die Blutfettwerte zu senken, liegen bald 30 Jahre zurück. Schon damals zeigte sich: Sechs Kapseln Nachtkerzenöl täglich verringern die Fettwerte. Der Cholesterinspiegel im Blut nahm bis zu zehn Prozent ab, die Fettsäuren um 20 Prozent. Neuere Studien bestätigten die günstige Wirkung des Nachtkerzenöls auf den Cholesteringehalt im Blut. Danach erreichen die Blutfettwerte nach drei Monaten ihren tiefsten Wert, das LDL-Cholesterin sinkt um fast 20 Prozent.

Gamma-Linolensäure wirkt ungefähr 160mal besser als die einfache Linolsäure. Das Nachtkerzenöl zeigte sich bei Versuchen mit jungen Ratten anderen Samenölen mit Gamma-Linolensäure überlegen. Vermutlich liegt das am besonders hohen Linolsäuregehalt. Keine andere ungesättigte Fettsäure erniedrigt den Cholesterinwert, speziell den LDL-Spiegel so deutlich wie Linolsäure. Beim Nachtkerzenöl schaukeln sich die Wirkungen der beiden Substanzen hoch.

Verbessern Sie Ihre Werte

Ein zu hoher Cholesteringehalt geht ebenso wie Bluthochdruck auf eine erbliche Veranlagung zurück. Deshalb leidet nicht jeder Liebhaber eines täglichen Frühstückseies unter zu hohen Werten. Umgekehrt kann ein ausgeprägter Stubenhocker mit Sitzberuf zu hohe Werte aufweisen, obwohl er sich gesund ernährt.

Über die Ernährung kann der Cholesterinspiegel beeinflußt werden. Reduzieren Sie cholesterinreiche Nahrungsmittel. Dazu gehören Fleisch und Wurst, Schokolade und fettreiche Milchprodukte, Innereien, Eier und Schalentiere. Verarbeiten Sie in der

Küche ungesättigte Pflanzenöle. Rezepte finden Sie ab Seite 89. Sie senken die Cholesterin-Werte. Ein bewährtes Mittel ist auch Artischockensaft.

Arteriosklerose

Bei einer Arterienverkalkung oder Arteriosklerose werden die Blutgefäße hart, dick, steif und verstopfen schließlich. Bluthochdruck und Schadstoffe wie Nikotin und Umweltgifte schädigen die Gefäßwand. Cholesterinpartikel, Zellbruchstücke, Blutzellen und Kalk heften sich an die verletzte Stelle und verengen die Arterie. Mit der Zeit entsteht eine mehr oder weniger große Kruste, ein sogenannter Plaque. Hier bilden sich gern und leicht Blutgerinnsel. Wenn der Querschnitt der Arterie nur noch ein Drittel des ursprünglichen beträgt, treten erste Beschwerden auf. Früher oder später verstopft die Arterie – mit verheerenden Folgen.

- Arteriosklerose gilt als das größte Risiko für Herzinfarkt und Schlaganfall. Wenn die Herzkranzgefäße betroffen sind, leidet der Herzmuskel unter Sauerstoffmangel und ist chronisch unterernährt – er kann nicht mehr seine ganze Leistung bringen.
- Sauerstoffmangel im Gehirn kann Ohrgeräusche (Tinnitus), einen Hörsturz und eine zeitlich begrenzte Schwerhörigkeit auslösen.
- Arme und Beine werden schlechter durchblutet.

<u>So hilft Nachtkerzenöl</u>
Es gibt kein Medikament gegen Arteriosklerose. Man kann ihr nur vorbeugen und vorhandene Plaques begrenzen. Im schlimmsten Fall werden die bereits entstandenen Engpässe operativ erweitert beziehungsweise mit einem Bypass umgangen.
Nachtkerzenöl verringert die Risikofaktoren Cholesterin und Bluthochdruck. Außerdem verhindert es Blutgerinnsel und verbessert die Fließfähigkeit des Blutes. Es entspannt die Gefäße und hält die roten Blutkörperchen elastisch. Das Blut fließt leichter an den Engpässen vorbei.

Schützen Sie sich

Das Beste ist natürlich, es erst gar nicht zu einer Arteriosklerose kommen zu lassen.

- Vermeiden Sie Bluthochdruck und achten Sie auf niedrige Cholesterinwerte.
- Halten Sie mit Sport und Bewegung Ihren Kreislauf in Schwung.
- Nikotin und übermäßiger Alkoholgenuß sind Gift für Herz und Kreislauf. Sie schädigen die Gefäße und fördern Ablagerungen.

Thrombosen und Embolie

Bei einer Thrombose oder Embolie verstopft ein Blutgerinnsel eine Schlagader. Passiert das dort, wo das Gerinnsel entsteht, dann spricht der Arzt von einer Thrombose. In seltenen Fällen löst sich der Blutpfropf ab und treibt als sogenannter Thrombus mit dem Blut davon. Das ist höchst gefährlich: Das Treibgut kann jeden Moment irgendwo steckenbleiben und eine Ader verschließen. Das betroffene Gewebe erhält dann keinen Sauerstoff, und das nachfolgende Blut staut sich. Ein Thrombus aus der Beinvene etwa wandert durch das Herz in die Lunge. Wenn er dort steckenbleibt, löst er eine Lungenembolie aus, die tödlich enden kann.

Yin und Yang

Die Blutgerinnung ist die Aufgabe der Blutplättchen, der sogenannten Thrombozyten. Sie schwimmen zu abertausenden im Blut umher. Zwischen 200 und 400 Millionen kleine Blutplättchen sind ständig unterwegs. Sie flicken »Löcher« in den Gefäßen und verschließen Wunden. Wenn die Plättchen eine schadhafte Stelle finden, haften sie sich fest und setzen eine Kettenreaktion in Gang. Zuerst verändern sie ihre Form – aus dem Plättchen wird eine igelige Kugel, dann geben sie verschiedene Substanzen ins Blut ab, unter anderem Thromboxan. Das wiederum lockt andere Plättchen an. Immer mehr Plättchen kleben fest, und in wenigen Sekunden verklumpen Tausende von Zellen zu einem Pfropf. Er verstopft das Loch, schützt vor Blutverlust und verhindert innere Blutungen. Thromboxan aktiviert die Blutplättchen. Sein Gegenspieler ist das Prostazyklin aus der Gefäßwand. Es bremst die Kettenreaktion ab. Die beiden Gewebshormone ergänzen sich im Idealfall wie das chinesische Yin und Yang. Eines beeinflußt das andere, es stimuliert oder hemmt und am Ende haben sie gemeinsam die Schwachstelle im Gefäß ausgemerzt.

So hilft Nachtkerzenöl

Das Prostaglandin PGE_1 wirkt wie das Prostazyklin. Es hemmt das Zusammenballen der Blutplättchen und verhindert, daß die Reaktion überschießt. Es kann sogar gefährliche Pfröpfe wieder auflösen. Außerdem hält Nachtkerzenöl das Blut flüssig. Es schützt vor gefäßverengenden Plaques, hält die roten Blutkörperchen geschmeidig und entspannt die Gefäßmuskulatur.

Sind Sie gefährdet?

Die Neigung, Thrombosen zu bilden, ist weit verbreitet. Mehr als jeder zehnte trägt ein erhöhtes Risiko. Frauen sind stärker betroffen als Männer.

Ein erhöhtes Risiko besteht

- bei Venenentzündungen und Krampfadern,
- bei Erkrankungen des Blutkreislaufs und der -gefäße, Arteriosklerose und Fettstoffwechselstörungen,
- während einer Schwangerschaft und unmittelbar nach der Geburt,
- nach Verletzungen, Operationen und chirugischen Eingriffen,
- im Alter, bei Übergewicht und bei Diabetes mellitus,
- unter Östrogeneinfluß etwa durch die »Pille« oder einer Östrogentherapie während der Wechseljahre,
- bei Bewegungsmangel, besonders bei langen Liegezeiten,
- und bei einem erhöhten Fribrinogenspiegel im Blut. Fibrinogen ist die Vorstufe des Fibrins, das ein dichtes Netz bilden kann. Hier können sich die roten Blutkörperchen verfangen und wie ein Thrombus das Blutgefäß verstopfen.

Venenerkrankungen

Durchblutungsstörungen betreffen die Arterien, sie führen zu einer Unterversorgung der jeweiligen Körperregionen und Organe. Bei Venenerkrankungen ist der Rückfluß des Blutes zum Herzen gestört.

Jede zweite Frau über vierzig hat Krampfadern. Sie sehen nicht schön aus, und harmlos sind sie auch nicht. Sie begünstigen Venenerkrankungen und erhöhen die Gefahr einer Thrombose und Lungenembolie. Bei Krampfadern staut sich das Blut und überdehnt die Venen. Die Venenklappen schließen unter dem Druck nicht mehr richtig, und das Blut versackt. Außerdem sammelt sich Wasser im Gewebe. Die Haut über diesen Stellen wird dünn, glänzt und reißt bei einer Verletzung schnell ein und heilt nicht mehr zu – die Durchblutung ist einfach zu gering. Es kann sich ein mehr oder weniger großes Geschwür bilden, das näßt, eitert und nicht wieder heilt – das offene Bein oder Ulcus cruris. Nachtkerzenöl erschwert die Blutgerinnung und kann somit einer Thrombose vorbeugen.

Halten Sie Ihre Gefäße gesund

Sie können sich vor Venenerkrankungen und Durchblutungsstörungen schützen:

- Bewegung kurbelt den Kreislauf an, fördert die Durchblutung und hilft, das Gewicht konstant zu halten. Arbeitende Muskeln drücken auf die Venen, treiben das Blut hoch und geben den Venen Halt. Gehen Sie viel und flott. Tragen Sie bequeme, feste Schuhe mit flachen Absätzen. Legen Sie die Beine so oft wie möglich hoch. Das vereinfacht den Rückfluß.
- Die Neigung zu Krampfadern vererbt sich. Achten Sie besonders auf Ihre Venen, wenn in Ihrer Familie Krampfadern aufgetreten sind.
- Langes Stehen, ständiges Sitzen und Bewegungsmangel fördern Krampfadern. Laufen hilft. Kompressionsstrümpfe halten das Blut am Fließen. Legen Sie die Beine hoch, wann immer es geht.
- Morgens die Beine kalt abduschen oder Wechselduschen,

dabei immer mit kaltem Wasser aufhören. Das regt die Venen an.

Durchblutungsstörungen

Alle Zellen, Gewebe und Organe brauchen Sauerstoff und Nahrung. Nur dann können sie ihren Aufgaben reibungslos nachkommen. Nährstoffe treiben im Blutstrom mit, Sauerstoff bringen die roten Blutkörperchen oder Erythrozyten zu den Zellen. Die Anzahl unserer roten Blutkörperchen ist enorm: In einem Tropfen Blut schwimmen 250 Millionen Erythrozyten, das entspricht bis zu sechs Milliarden pro Liter. Wenn man alle roten Blutkörperchen nebeneinander legen würde, ergäbe dies eine Kette von 192 500 Kilometern Länge. Gesunde Erythrozyten sehen aus wie eine runde Scheiben mit einer Delle in ihrer Mitte und sind sehr elastisch. Sie können sich fast beliebig verformen. Wenn sie durch die kleinen und kleinsten Kapillaren schlüpfen, machen sie sich einfach lang und dünn.

Viele Symptome
Manchmal kommt der Blutfluß ins Stocken. Engpässe und Hindernisse wie Arteriosklerose-Plaques, Eiweißkristalle oder Fettklümpchen behindern die Blutzellen. Möglich ist auch, daß die roten Blutkörperchen ihre Verformbarkeit verlieren. Sie werden steif, bleiben häufig stecken und tun sich schwer, den Sauerstoff abzugeben. Die Organe werden nicht mehr ausreichend versorgt. Sie leiden unter »Hunger« und »Atemnot«.

Durchblutungsstörungen

Unterversorgtes Organ	*Mögliche Symptome*
Gehirn und Sinnesorgane	Konzentrations- und Gedächtnisstörungen, Ohrgeräusche (Tinnitus), Hörschwäche, Sehstörungen, Schwindel, Schlaganfall

Unterversorgtes Organ	*Mögliche Symptome*
Herz	Herzschwäche, Angina pectoris
Beine	Raucherbein, diabetischer Fuß
Arme	Kribbeln

Raucher leiden besonders häufig unter Durchblutungsstörungen in den Beinen. Die Giftstoffe des Zigarettenrauches schädigen die Arterien, es kommt zu Ablagerungen, und die Gefäße wachsen zu. Das Bein schmerzt – zunächst beim Gehen, später auch beim Ruhen. Schließlich sterben die Zehen ab. Weil die Patienten nur einige Meter schmerzfrei gehen können, nennt man diese Erkrankung auch Schaufensterkrankheit. Die Schmerzen zwingen die davon Betroffenen, vor jedem Schaufenster stehenzubleiben.

So hilft Nachtkerzenöl

Nachtkerzenöl wirkt auch hier über das Prostaglandin PGE_1. Es macht das Blut flüssiger und erweitert die Gefäße. Sogar bei schweren Arterienverschlüssen konnten Patienten mit Prostazyklin die Schmerzen verringern und die Gehstrecke verlängern. Prostazyklin und PGE_1 wirken vergleichbar gut.

Was Sie noch tun können

- Hören Sie auf zu rauchen. Noch besser: Beginnen Sie nie damit. Nikotin ist Gift für die Gefäße. Es schädigt die empfindlichen Gefäßwände und fördert Arteriosklerose. Es gibt kein Raucherbein ohne Nikotin.
- Achten Sie auf die Durchblutung: Halten Sie die Füße warm. Bei Kälte ziehen sich die Blutgefäße zusammen und bringen noch weniger Sauerstoff zu den Gefäßen. Legen Sie die Beine nicht hoch, sondern lassen Sie sie flach liegen oder sogar nach unten hängen. So fließt das Blut leichter.
- Meiden Sie die Risikofaktoren für Arteriosklerose: Übergewicht, Bluthochdruck, zu hohe Cholesterin- und Blutzuckerwerte.

- Mit einem gezielten Gehtraining verlängern Sie die schmerzfreie Gehstrecke.
- Pflegen Sie Ihre Füße sorgfältig. Wunden heilen nur schlecht, wenn die Blutversorgung nicht mehr funktioniert.

Abwehr und Entzündungen

Wir sehen es nicht, wir spüren es nicht – und doch könnten wir nicht einen Tag überleben ohne unser Immunsystem. Es schützt den Körper vor feindlichen Angriffen, Fremdstoffen und unkontrollierten Zellwucherungen. Unzählige Abwehrzellen, die weißen Blutkörperchen, patrouillieren durch Blut und Lymphe, spüren Krankheitserreger auf, vertilgen Verdächtiges und jagen Krebszellen.

Die Abwehrzellen: Allesfresser ...

Es gibt mehrere Arten von Abwehrzellen, die sich in Funktion und Aussehen voneinander unterscheiden. Zwei von drei weißen Blutkörperchen sind sogenannte Granulozyten, und davon wiederum die meisten neutrophile Granulozyten. Ihren Namen haben sie von dem lateinischen *granulum* = Körnchen. *Neutrophil* bedeutet das Neutrale liebend und bezieht sich auf die Färbbarkeit der Zellen. Granulozyten bilden die erste Abwehrfront gegen Viren, Bakterien und Parasiten. Sie zirkulieren im Blut, wandern die Schleimhäute entlang und haften an den Gefäßwänden. Sie umzingeln den Eindringling und fressen ihn auf. Außerdem vertilgen sie Gewebestücke und Krebszellen und bilden bei Entzündungen den Eiter. Sehr viele neutrophile Granulozyten wachen in der Lunge und in der Milz. Wenn sie aktiviert werden, geben sie Prostaglandine ab und lösen Entzündungen aus.
Eine kleine Gruppe der weißen Blutkörperchen sind die sogenannten Monozyten. Sie wandern aus den Blutgefäßen in die verschiedenen Organe und Gewebe, wandeln sich dort um zu

Makrophagen und verschlingen alles Fremde, das ihnen in den Weg kommt.

... und Jäger

Etwa ein Drittel der weißen Blutkörperchen bilden die Lymphozyten, die für die sogenannte spezifische Abwehr verantwortlich sind. »Spezifisch« heißt sie, weil jede Abwehrzelle gegen einen ganz speziellen Erreger trainiert ist. Sie erkennt ihren »Feind« sofort und bekämpft nur ihn. Die Gesamtzahl der Lymphozyten ist sehr groß. Alle zusammen stellen eine Masse wie das Gehirn. Nur ein geringer Teil von ihnen befindet sich im Blut, etwa vier Prozent. Das sind immer noch 2000 bis 4000 Lymphozyten pro Kubikmilliliter Blut. Die meisten anderen verteilen sich in Knochenmark, Thymusdrüse und den Lymphdrüsen.
Man unterscheidet zwei Gruppen Lymphozyten:

- Die T-Lymphozyten lernen in der Thymusdrüse – daher das T –, »eigen« von »fremd« zu unterscheiden. Es gibt Millionen verschiedener Arten T-Lymphozyten. Jede lauert nur auf einen ganz bestimmten Krankheitserreger. Dann gibt es T-Lymphozyten, die Abwehrreaktionen anheizen, und andere, die sie abbremsen. Letzteres sind die Suppressor-T-Lymphozyten. Sie verhindern unangemessen heftige Abwehrreaktionen und schützen vor Allergien. Ein Mangel an Prostaglandinen führt zu erheblichen Störungen im Immunsystem. T-Lymphozyten brauchen für ihre Reifung die Prostaglandine.
- Die B-Lymphozyten produzieren im Alarmfall riesige Mengen Antikörper, die auch Immunglobuline (Ig) genannt werden. Die wichtigsten Ig sind die IgG. Sie heften sich an Eindringlinge oder Schadstoffe, markieren und geben sie zur Vernichtung frei. Bei allergischen Reaktionen spielen die IgE eine entscheidente Rolle. Suppressor-T-Lymphozyten hemmen die B-Lymphozyten und verhindern eine übermäßige Abgabe von Antikörpern.

Prostaglandine und Abwehr

Ohne Prostaglandine funktioniert die Abwehr nicht: In den 20er Jahren unseres Jahrhunderts untersuchten die Ärzte, wie Ratten auf einen Mangel an Linolsäure reagieren. Sie ließen die essentielle Fettsäure einfach bei der täglichen Fütterung weg. Schon bald entwickelten die Tiere und ihre Jungen ganz charakteristische Symptome: sie litten unter einer trockenen, schuppigen Haut, ihre Haare wurden borstig, Infektionskrankheiten befielen sie ungewöhnlich oft, und die Thymusdrüse verkümmerte. Heute weiß man, daß der Körper Linolsäure und Gamma-Linolensäure zur Synthese der Prostaglandine braucht. Das hatte den Tieren gefehlt.

- Das Prostaglandin PGE_1 verstärkt bestimmte Abwehr- und Entzündungsreaktionen und schwächt andere ab. Es beeinflußt die Funktionen der weißen Blutkörperchen, die zum Teil selbst Prostaglandine bilden und abgeben.
- Erst mit den Prostaglandinen PGE_1 und PGE_2 können die T-Lymphozyten ausreifen. Ohne sie fällt ein wesentlicher Teil der Abwehr aus, das komplizierte Zusammenspiel der Immunzellen ist gestört. Die Abwehr spielt verrückt.

Erkrankungen der Abwehr – Atopien

Neurodermitis, Asthma, Heuschnupfen und bestimmte Formen der Nahrungsmittel-Allergien haben eine gemeinsame Ursache: Es fehlen die Suppressor-T-Lymphozyten. Sowohl ihre Anzahl als auch ihre Funktion ist erheblich vermindert beziehungsweise gestört. Die B-Lymphozyten können ungebremst Antikörper bilden. Tatsächlich findet man bei Patienten mit diesen Krankheiten eine ungewöhnlich hohe Konzentration an IgE. Beim Kontakt mit bestimmten Stoffen setzen die B-Lymphozyten IgE frei, die letztlich die allergischen Reaktionen auslösen: Hautrötung, Quaddeln, Ekzeme, Ödeme, Schleimbildung, Muskelkrämpfe, Niesattacken und vieles mehr. Als Auslöser kommt alles in Frage,

was Eiweiße enthält: Hausstaub, Gräserpollen, Tierhaare, Schimmelpilze, Waschpulver-Enzyme und bestimmte Nahrungsmittel wie Milch, Ei, Soja und Nüsse.
Die Ärzte fassen diese IgE-vermittelten Krankheiten unter dem Überbegriff Atopie zusammen. Das Wort Atopie stammt aus dem Griechischen und heißt fremd, befremdlich, ungewöhlich. Denn fremd erschienen die Krankheiten bis in unser Jahrhundert – so lange, bis die Wissenschaftler begannen, das Immunsystem zu verstehen. Die Anlage zur Atopie wird vererbt. Häufig leidet die ganze Familie unter einer dieser Krankheiten. Manche Patienten erkranken gleichzeitig an Neurodermitis, Asthma und Heuschnupfen, andere machen sie nacheinander durch.
Die Neigung, Atopien zu entwickeln, ist weit verbreitet. Einige Ärzte und Wissenschaftler schätzen sogar, daß bis zu 25 Prozent der Bevölkerung eine solche Anlage in sich tragen. Man kann schon im Nabelschnurblut atopischer Säuglinge eine erhöhte Konzentration von IgE nachweisen. Diese Kinder kommen mit einem unzureichend entwickelten Immunsystem auf die Welt. Ob sie tatsächlich erkranken, hängt von vielen zusätzlichen Faktoren ab. Nachtkerzenöl kann unter Umständen verhindern, daß eine Atopie ausbricht.

Neurodermitis

Vor zwanzig Jahren bekamen nur wenige Kinderärzte neurodermitiskranke Patienten zu sehen – es gab die Krankheit fast nicht. Heute ist Neurodermitis allgegenwärtig. Mehr als vier Millionen Bundesbürger leiden darunter. Die Tendenz steigt. Jedes Jahr kommen knapp 300 000 neue Patienten hinzu. Vor allem unter Kindern breitet sich die Krankheit aus; selbst Kleinkinder und Säuglinge bleiben nicht verschont.
Es beginnt mit dem Milchschorf, einer krustig-schuppigen Auflagerung auf dem Kopf des Babys. Bei den meisten Kindern verschwindet er wieder. Später fallen Hautveränderungen in den Ellenbeugen und Kniekehlen auf. In schweren Fällen breiten sich Ekzeme über Gesicht, Hals und Nacken, Hände und Füße und

über den ganzen Körper aus. Die trockene Haut juckt, und Kratzen wird zum Zwang. Die entzündete Haut bietet einen idealen Nährboden für Bakterien, Viren und Pilze. Es kommt zu Infektionen und Neuentzündungen – ein teuflischer Kreislauf.

Neurodermitis – eine Mangelkrankheit?

Mittlerweile kennt man eine der Ursachen für Neurodermitis. Das Enzym Delta-6-Desaturase, das die Linolsäure zur Gamma-Linolensäure umbaut, arbeitet beim Neurodermitiker nicht richtig. Die Ärzte messen dann eine zu hohe Konzentration der Linolsäure und zu wenig Gamma-Linolensäure. Dem Körper fehlt die Fettsäure, er hat kaum Material für die Prostaglandin-Synthese.

So hilft Nachtkerzenöl

Nachtkerzenöl gleicht den Mangel an Gamma-Linolensäure aus. Es überbrückt die Blockade im Stoffwechsel, und die Prostaglandin-Synthese läuft einwandfrei. Nach einigen Wochen Therapie zählt man erheblich mehr T-Supressorzellen, und die Ekzeme verbessern sich. Nachtkerzenöl lindert die Symptome einer Neurodermitis, teils verschwinden sie ganz. Die Patienten brauchen erheblich weniger Medikamente.

Heute liegen viele Studien über die Wirkung von Nachtkerzenöl vor. Man therapierte Hunderte von Kindern und Erwachsenen, variierte die Dosis und Therapiedauer und behandelte einen Teil der Patienten mit einem Plazebo (einem Scheinmedikament, das keine Wirkstoffe enthält). In regelmäßigen Abständen begutachteten die Ärzte die Haut: Ist sie trocken, schuppt und juckt sie, wie sehr ist sie entzündet?

Die wichtigsten Ergebnisse:

- Bei einem Drittel der Patienten verbessert sich während der Therapie mit Nachtkerzenöl das Krankheitsbild erheblich: die Ekzeme bilden sich zurück, der Juckreiz nimmt ab. Bei einem weiteren Drittel stabilisiert sich der Zustand. Die Neurodermitis wird zumindest nicht schlimmer. Das letzte Drittel spricht auf Nachtkerzenöl nicht an. Das zeigt, wie komplex die Krankheit Neurodermitis ist.

- Das Nachtkerzenöl entfaltet seine Wirkung erst nach vier bis zwölf Wochen. Bei einigen dauert es noch länger. Kleinkinder sprechen besser an als Erwachsene. Nachtkerzenöl eignet sich nicht für den Notfall, sondern ist eine gut verträgliche, sanfte Dauertherapie. Langfristig verbrauchen die Patienten weniger »harte« Medikamente.
- Die Therapie ist weitgehend akzeptiert. Der Arzt darf Nachtkerzenöl verschreiben, und die Krankenkassen bezahlen das Medikament. Es hilft, aber nicht jedem.

<u>Sonderfall Baby und Kleinkind</u>

Stillen ist gesund. Gestillte Kinder erkranken seltener an Atopien als Flaschenkinder. Die Muttermilch erhält reichlich Linolsäure und Gamma-Linolensäure. Selbst wenn das Baby die Neigung zur Atopie geerbt hat, kann sein Immunsystem vollständig ausreifen. Stillen schützt das Kind vor Neurodermitis.

Leider trifft das nicht für alle Babys zu. Wenn die Mutter selbst unter einem Mangel an Gamma-Linolensäure leidet, dann fehlt der Stoff auch in ihrer Milch. Ein gesundes Kind kann zwar selbst geringe Mengen an Gamma-Linolensäure bilden und somit zumindest das Schlimmste verhindern. Aber ein Baby mit defektem Enzym hat von Anfang an zuwenig Prostaglandin. Es wird mit großer Wahrscheinlichkeit an Neurodermitis oder einer Allergie leiden. Kinder mit einer erkrankten Mutter bekommen doppelt so oft eine Atopie als Kinder, deren Vater Allergiker ist.

Immer mehr Ärzte empfehlen für diese Kinder eine Therapie mit Nachtkerzenöl – am besten schon während der Schwangerschaft. Denn auch das Ungeborene erhält von seiner Mutter zuwenig Gamma-Linolensäure. Im Nabelschnurblut dieser Babys lassen sich deutlich mehr IgE nachweisen als bei gesunden Ungeborenen. Der Prostaglandin-Mangel setzt sich während der Stillzeit fort, und das Kind leidet unter einer nicht ausgereiften Abwehr. Mütter, die regelmäßig Nachtkerzenöl einnehmen, verbessern die GLS-Werte – in der Muttermilch und beim Baby. Kleinkinder zwischen zwei und vier Jahren sprechen außerordentlich gut auf die Therapie mit Nachtkerzenöl an. Es lindert die

Symptome einer Neurodermitis, und die Anzahl der Suppressor-T-Lymphozyten normalisiert sich.

Die Anwendung in Kürze

- Beginnen Sie mit der höchsten Dosis. Richten Sie sich dabei nach den Angaben der Hersteller. Meist sind das zweimal täglich vier bis sechs Kapseln, gegebenenfalls bis zu zwölf. Die besten Ergebnisse werden bei einer Dosis zwischen 240 und 320 Milligramm Gamma-Linolensäure erzielt.
- Kinder bis zu zwölf Jahre nehmen die Hälfte: zweimal täglich zwei bis vier Kapseln. Jüngeren Kindern und Babys reiben Sie den Inhalt von ein bis zwei Kapseln in die Haut ein.
- Sie erhöhen Ihre Tagesdosis, wenn Sie Ihre Haut mit Gamma-Linolensäure-haltigen Produkten pflegen. Alternativ können Sie eine Kapsel anstechen und das Öl direkt auf die betroffenen Hautstellen einmassieren.
- Sobald sich erste Erfolge einstellen, gehen Sie auf eine niedrigere Erhaltungsdosis über.
- Brechen Sie eine Kur frühestens nach drei Monaten ab. Nachtkerzenöl wirkt nicht von heute auf morgen. Es kann viele Wochen dauern, bis sich eine Wirkung einstellt.

Bronchiales Asthma

Diese Form des Asthmas ist eine allergische Erkrankung und zählt wie Neurodermitis zu den Atopien. Vor allem Kinder leiden darunter. Etwa zehn Prozent aller Jungen und Mädchen erkranken an Asthma, aber nur halb so viele Erwachsene. Das Wort Asthma kommt aus dem Griechischen und bedeutet »keuchen«. Die Patienten keuchen, pfeifen und rasseln beim Atmen. Sie werden von nahezu unstillbaren Hustenattacken gequält und leiden unter Atemnot. Besonders das Ausatmen fällt ihnen schwer. Bei einem Asthmaanfall schwellen die entzündeten Schleimhäute der Atemwege an und sondern einen zähen Schleim ab, der die Luftwege verstopft. Außerdem werden die

Lungengefäße verengt, weil sich die Bronchialmuskulatur verkrampft.

So hilft Nachtkerzenöl

Die Lunge ist in vielfältiger Weise an der Bildung, Aktivierung und Hemmung von Hormonen beteiligt. Die meisten von ihnen stimulieren die Synthese der Prostaglandine oder werden selbst durch Prostaglandine beeinflußt. Prostaglandine regulieren über die Bronchialmuskulatur die Weite der Lungengefäße und Atemwege. Als Ursache des allergischen Asthmas gelten die Leukotriene. Leukotriene entstehen aus der Arachidonsäure bei der Reaktion des Allergieauslösers mit den Abwehrzellen. Medikamente, die die Leukotriene hemmen, dämpfen Asthmaanfälle sehr wirksam. Nachtkerzenöl wirkt über das Prostaglandin PGE_1. Es scheint Asthmaanfällen entgegenzuwirken, die durch Leukotriene ausgelöst werden. Außerdem lindert es die Entzündungen an den Schleimhäuten der Atemwege.

Was Sie sonst noch tun können

Häufigkeit und Schwere der Asthmaanfälle können Sie in gewissem Umfang beeinflussen.

- Suchen Sie den Auslöser der Krankheit, und meiden Sie ihn so konsequent wie möglich.
- Rauchen Sie nicht, auch kein Passivrauchen. Halten Sie sich von verrauchten Räumen fern. Meiden Sie so weit wie möglich starke Gerüche sowie Reiz- und Schadstoffe in der Luft.
- Lernen Sie, sich zu entspannen. Entspannung lindert die Angst vor einem Anfall und hilft bei Streß, Aufregung und seelischer Belastung. Bewegung trainiert die Atemmuskulatur.

Vergleich Asthma – Pseudo-Krupp

	Asthma bronchiale	*Pseudo-Krupp*
Definition	chronische Entzündung der Schleimhaut	akute Entzündung des Kehlkopfs
Vorkommen	überwiegend Kinder, auch Erwachsene	nur Säuglinge und Kleinkinder
Symptome	Hustenanfall, Atemnot Rasseln und Pfeifen beim Ausatmen	bellender krampfartiger Husten, Atemnot, ziehendes Geräusch beim Eimatmen
Besonderheiten	keine Infektion, Allergie	vor allem in den Wintermonaten und bei bestimmten Wetterlagen, tritt nachts auf

Heuschnupfen und Allergien

Heuschnupfen ist die klassische Allergie. Verdacht auf Heuschnupfen besteht immer dann, wenn ein Schnupfen völlig unerwartet und ohne begleitende Erkältung auftritt. Die Nase läuft nahezu ununterbrochen, die Nasenschleimhaut schwillt an, die Augen tränen, und Niesanfälle plagen den Allergiker. Der Schnupfen hält über Wochen an und kehrt jedes Jahr wieder.

Echt oder pseudo?
Nicht jede Allergie ist eine atopische Erkrankung. Atopien gehen auf eine übermäßige IgE-Produktion zurück, die durch bestimmte Eiweiße ausgelöst wird. In allen anderen Fällen sprechen die Ärzte von einer Pseudoallergie. Auslöser sind nicht Eiweiße, sondern ein Zusatzstoff, etwa Konservierungsmittel, Farbstoffe, Weichmacher, Emulgatoren. Die Symptome sind allerdings ähnlich.

Auch die Kontaktallergie ist ein eigener Typ. Sie entwickelt sich langsam. Der Auslöser ist meist ein anorganische Stoff, der die Haut reizt. Es bildet sich ein Ekzem, kleine Partikelchen dringen in den Körper ein und lösen die Allergie aus.

Vergleich Allergien

	Atopische Allergie	*Pseudoallergie*	*Kontaktallergie*
Reaktions-Typ	Soforttyp	Soforttyp	Spättyp
Symptome	Asthmaanfall, Atemnot, Niesen, Nesselsucht, Bindehautentzündung		Kontaktekzem
aktivierte Zellen	IgE Histamin	kein IgE Histamin	T-Lymphozyten
Auslöser	Eiweiße	keine Eiweiße Nahrungsmittelzusatzstoffe, Medikamente	meist anorganische chemische Substanzen wie Nickel, Kobalt, Gummihilfsstoffe u. a.

Bei Pseudo- und Kontaktallergien hilft es, den Auslöser zu meiden.

Rheuma, Arthritis

Etwa 20 Prozent der Bundesbürger leiden an Rheuma. Ihre Gelenke schmerzen und verlieren mit der Zeit ihre Beweglichkeit, deformieren und versteifen sich. Die einfachsten Handgriffe werden zur Qual. Dabei gibt es die Krankheit »Rheuma« gar nicht. Die Bezeichnung Rheuma steht für mehr als hundert verschiedene Erkrankungen. Dazu zählen die entzündlichen Formen wie Arthritis, rheumatisches Fieber oder die Versteifung der Wirbelsäule ebenso wie die altersbedingte Arthrose oder schmerzhafte Veränderungen der Muskeln, Bänder, Sehnen oder Schleimbeutel. Seit einigen Jahren ordnet man auch die Gicht zum rheumatischen Formenkreis. Rheuma beschränkt sich keineswegs nur auf das Alter. Die häufigste Rheuma-Erkrankung – Polyarthritis – beginnt meist um das 40. Lebensjahr herum. Sogar Kinder erkranken an entzündlichem Rheuma.

Knochen – Knorpel – Kapsel

Gelenke verbinden die Knochen miteinander und ermöglichen Bewegungen. Dabei reiben nicht die Knochen selbst aufeinander, sondern ein elastischer, durckfester Knorpel überzieht ihre Enden. Zwischen den beiden Knorpelüberzügen befindet sich eine zähe Gelenkflüssigkeit. Sie schmiert das Gelenk, dämpft Stöße ab, transportiert Nährstoffe aus dem Blut zu den Knorpelzellen und Abfallstoffe wieder zurück.

Eine feste Kapsel aus Bindegewebe dichtet das Gelenk komplett nach außen ab. Sie reicht über beide Knochenenden und den Gelenkspalt. Ihre Innenhaut ist gut durchblutet und gibt die Gelenkflüssigkeit ab. Wenn sich Menge und Zähigkeit der Gelenkflüssigkeit verändern, schmerzt das Gelenk.

Arthritis oder Arthrose

Die Wortendung »-itis« kennzeichnet in der medizinischen Fachsprache immer eine Entzündung – »-ose« steht für Abnützung und Abbau. Bei einer Arthritis sind also die Gelenke entzündet. Die körpereigene Abwehr attackiert das Gelenk. Die Innenhaut der Kapsel wuchert und erzeugt vermehrt Gelenkflüssigkeit. Sie verdickt, verklebt und entzündet sich. Die Entzündung kann auf Knochen und Knorpel übergreifen und diese allmählich zerstören.

Meist diagnostizieren die Ärzte eine chronische Polyarthritis, eine dauerhafte Entzündung vieler Gelenke (»chronisch« = dauerhaft, »poly« = viel). Ein älterer Begriff dafür ist »rheumatoide Arthritis«. Doppelt so viele Frauen erkranken daran wie Männer. Warum weiß man nicht. Morgens versteifen die Finger- und Fußgelenke, schmerzen entsetzlich und schwellen an. Irgendwann kann man bei geballter Faust an den Knöcheln kaum noch Berg und Tal unterscheiden.

Die Arthrose ist eine typische Alterskrankheit. Eine ständige, jahrzehntelange Überbelastung hat den Gelenkknorpel abgenutzt, verschlissen und abgebaut. Jeder zweite über Fünfzigjährige leidet unter Abnutzungs- und Verschleißerscheinungen an den Gelenken. Eigenartigerweise bereitet das vielen keine Beschwerden, andere dagegen leiden unter starken Schmerzen. Eine Arthrose kann mit Entzündungen einhergehen.

So hilft Nachtkerzenöl

Die aus der Arachidonsäure gebildeten Prostaglandine PG_2 sind zum großen Teil daran schuld, wenn uns Schmerzen plagen. Sie verursachen Entzündungen und senken die Schmerzgrenze. Viele Rheuma-Medikamente blockieren die PG_2-Synthese. Das Nachtkerzenöl wirkt über das Prostaglandin PGE_1. PGE_1 lindert die entzündlichen Reaktionen, beugt Gewebeschäden vor und bremst die Abwehrzellen.

Die bisherigen Studien ergaben: Rheuma-Patienten kommen mit weniger Medikamenten aus, wenn sie gleichzeitig hohe Dosen Nachtkerzenöl einnehmen. Eine tägliche Dosis zwischen 560 und 1400 Milligramm Gamma-Linolensäure zeigt erste Wirkungen nach drei Monaten.

Was Sie noch tun können

Bei chronischer Polyarthritis oder rheumatoider Arthritis sind die Ursachen in den allermeisten Fällen nicht auszumachen. Man kann lediglich die Symptome bekämpfen und gegebenenfalls ein Fortschreiten der Krankheit unterbinden oder zumindest verlangsamen.

- Ernährung: Fasten hilft kurzfristig, die Symptome bessern sich. Auf Dauer wirkt sich eine vegetarische Ernährung oder zumindest ein weitreichender Verzicht auf Fleisch sehr positiv aus. Fleisch und tierische Fette liefern nämlich reichlich Arachidonsäure, aus der der Körper die schmerz- und entzündungsfördernden Prostaglandine herstellt. Eine vollwertige Kost mit viel frischem Obst und Gemüse stärkt die Abwehr, hochwertige Pflanzenöle reduzieren die angriffslustigen Leukotriene, die bestehende Entzündungen zusätzlich anheizen.

- Die Inhaltsstoffe der Brennessel hemmen Stoffe, die die Entzündungen verstärken. Extrakte aus Weidenrinde und den Wurzeln der afrikanischen Teufelskralle bremsen die Prostaglandin- und Leukotrien-Bildung. Ähnlich wirken die Rinden von Zitterpappel und Esche oder das Goldrutenkraut. Sie alle dämpfen die Entzündungen.
- Kälte bremst die entzündlichen Reaktionen. Schwellung und Schmerz gehen zurück. Kühlen Sie Ihre Gelenke bei akuten Anfällen mit einem Eisverband, einer Lehm- oder Quarkpackung oder einem kalten Wickel.
- Wärme tut zwischen akuten Schüben gut. Beispiele für warme Anwendungen sind Wickel, ein Heublumensäckchen, Moorbäder und -packungen, Lehm oder Fango, Schwefel, Salz, ätherische Öle. Zum Einreiben gibt es durchblutungsfördernde Mittel mit Bienengift, Kampfer, Arnika und ätherischen Ölen.
- Bewegung verteilt die Gelenkschmiere und ernährt den Knorpel. Vermeiden Sie einseitige Körperhaltungen und Sportarten, die die Gelenke belasten. Eine kräftige Muskulatur stabilisiert und entlastet die Gelenke.

Frauen

Der kleine Unterschied zwischen Mann und Frau wird riesengroß, wenn es um die Medizin geht. Dann liegen Welten zwischen den Geschlechtern:

- Östrogene beeinflussen alle Vorgänge im Körper der Frau. Von Kopf bis Fuß gibt es keinen Prozeß, der nicht irgendwie von Östrogenen beeinflußt wird. Östrogene stimulieren die Prostaglandin-Synthese.
- Frauen erkranken doppelt so häufig wie Männer an Arthritis, mehr Männer als Frauen befällt dagegen die Gicht. Frauen leiden häufiger unter Kopfschmerzen als Männer. Zwei von drei

Migräne-Patienten sind Frauen. Sie neigen auch stärker zu Magen-Darm-Beschwerden und erkranken doppelt so häufig an Depressionen als ihre Partner. Männer sterben im Alter, Frauen werden krank.
- Frauenherzen sind kleiner und schlagen schneller. Frauen besitzen weniger Muskeln und mehr Fett als gleichaltrige Männer.
- Männer haben im Durschnitt 100 Gramm mehr Gehirn als Frauen. Dafür enthält das weibliche Gehirn in bestimmten Bereichen erheblich mehr Nervenzellen. Außerdem: Männerhirne schrumpfen im Alter schneller.
- Frauen vertragen nur halb soviel Alkohol wie Männer.

Prostaglandine

Alle Fortpflanzungsorgane der Frau bilden Prostaglandine – Eierstöcke, Eileiter, Gebärmutter und Muttermund. Die Menge schwankt im Laufe eines Monatszyklus und hängt von den beiden Hormonen Östrogen und Progesteron ab. In der ersten Hälfte des Zyklus produzieren die Eierstöcke immer mehr Östrogen. Vor dem Eisprung steigt die Hormonkonzentration sprunghaft an. Östrogen bereitet die Gebärmutterschleimhaut für eine Schwangerschaft vor. Dann entläßt der Eierstock das reife Ei, zurück bleibt der sogenannte Gelbkörper. Er produziert das Hormon Progesteron, das eine Schwangerschaft aufrechterhält. Wenn sich kein Ei einnistet, fallen Östrogen- und Progesteronspiegel rapide ab. Die Gebärmutter stößt die Schleimhaut ab, und es kommt zur Menstruation. Die beiden Hormone Progesteron und Östrogen sorgen dafür, daß die Frau einen regelmäßigen Zyklus und ihre monatlichen Blutungen hat.

Das bewirken Prostaglandine:
- Östrogene regen die Prostaglandin-Synthese an. Progesteron stimuliert sie nochmals. Die Prostaglandin-Konzentration steigt nach dem Eisprung kontinuierlich an und erreicht ihren

höchsten Wert während der Blutung. Menstruationsblut und Sperma enthalten maximale Konzentrationen.

- Bei vielen Tieren läßt sich mit Aspirin ein Eisprung unterdrücken. Die Acetylsalicylsäure des Aspirins blockiert die Prostaglandin-Synthese.
- Zuviel Prostaglandin führt zu einer Abnahme des Progesterons. Das löst die Menstruation aus. Bei einer schwangeren Frau kann es zu einer Fehlgeburt kommen. Während einer Schwangerschaft steigt die Konzentration der Prostaglandine in der Gebärmutter. Sie leiten die Geburt ein.
- Prostaglandine beteiligen sich am Transport des Eies durch den Eileiter. Fachleute streiten über die Rolle der Prostaglandine bei der Entstehung einer Endometriose (= gutartige Wucherung der Gebärmutterschleimhaut) und bei Unfruchtbarkeit.
- Bei einer schmerzhaften Menstruation ist die Konzentration des Prostaglandins $PGF_{2\ alpha}$ in Gebärmutterschleimhaut und im Menstruationsblut erhöht.

Sorgen Sie für einen harmonischen Hormonhaushalt

Die meisten typisch weiblichen Beschwerden gehen auf »die Hormone« zurück. Die Art, wie Sie Ihr Leben führen, wirkt sich auf Ihren Hormonhaushalt aus. Oft bringen schon kleine Änderungen eine nachhaltige Besserung:

- Achten Sie auf frische Luft. Bewegen Sie sich. Machen Sie Spaziergänge im Wald.
- Ernähren Sie sich gesund. Reichlich Vitamine, Frischkost, Vollkorn und Ballaststoffe liefern Energie und halten vital.
- Dauerstreß macht krank. Achten Sie auf ausreichende Erholungsphasen.
- »Leben, Lieben, Lachen, das sind drei frohe Sachen.« Dieser alte Spruch stimmt heute noch unverändert. Ein fröhliches, ausgeglichenes Gemüt hält den Körper gesund.
- Bei vielen Beschwerden hilft ein Heilkräutertee:

Pflanze	*Wirkung*	*Anwendung bei*
Brennessel	entwässert	PMS, Ödemen, Menstruationsbeschwerden
Frauenmantel	reguliert Blutungen	starken Periodenblutungen
Gänsefingerkraut	lindert Schmerzen	Menstruationskrämpfen
Heublumen	entkrampfen	Menstruationsschmerzen
Hirtentäschel	stillt Blutungen, hemmt die Schweißbildung	zu starken Periodenblutungen, Hitzewallungen
Johanniskraut	hellt die Stimmung auf	Depressionen
Kamille	hemmt Entzündungen	
Mönchspfeffer	reguliert den Hormonhaushalt	Ungleichgewicht der Hormone
Schafgarbe	reduziert Blutungen, löst Krämpfe, tonisiert	Periodenschmerzen, Gebärmutterkrämpfen

Prämenstruelles Syndrom (PMS)

Die Tage vor den Tagen können Frauen zu schaffen machen. Jede dritte Frau leidet mehr oder weniger stark am prämenstruellen Syndrom, abgekürzt PMS. Mit dem Alter nehmen die Beschwerden zu. Die Symptome sind vielfältig, sehr individuell und häufig nicht sogleich als PMS auszumachen. Es können sowohl psychische Veränderungen als auch echte körperliche Beschwerden auftreten. Sie erscheinen kurz vor der Menstruation und verschwinden schlagartig, wenn die Blutung einsetzt.

Die häufigsten Symptome sind:

- Die Brüste spannen und werden druck- und schmerzempfindlich. Zwei von drei PMS-Patientinnen klagen über Brustschmerzen.
- Viele Frauen zeigen Stimmungsschwankungen. Sie werden nervös, sind gereizt und manchmal sogar aggressiv. Andere drückt eine tiefe Traurigkeit bis hin zur Depression.
- Appetitlosigkeit kann ebenso auftreten wie Heißhunger auf Kohlenhydrate.
- Häufig werden auch genannt: Kopfschmerzen, Schlafstörungen, Verspannungen, Kreuzweh, Verstopfung, Gewichtszunahme, Ödembildung und Hautunreinheiten.

So hilft Nachtkerzenöl

Viele Frauen empfinden Nachtkerzenöl als hilfreich. Noch besser wirkt es in Kombination mit Vitamin B_6, Bewegung und fleischreduzierter Kost. Die Gamma-Linolensäure kann über das Prostaglandin PG_1 viele Beschwerden des prämenstruellen Syndroms positiv beeinflussen. Es fördert das hormonelle Gleichgewicht und bremst die Überproduktion des Hormons Prolaktin. Außerdem wirkt es dem schmerzauslösenden Prostaglandin PG_2 entgegen.

Aus wissenschaftlich begleiteten Untersuchungen weiß man heute, daß Nachtkerzenöl bei zwei von drei Frauen sehr gut wirkt. Viele Symptome verschwinden ganz, andere lassen nach. Weitere 25 Prozent der Frauen fühlen sich zumindest teilweise besser.

Beginnen Sie mit einer Zweimonatskur. In dieser Zeit nehmen Sie dreimal täglich je zwei Kapseln ein. Danach müssen Sie Ihre persönliche Erhaltungsdosis herausfinden. Viele Hersteller empfehlen zwei bis drei Kapseln in den letzten acht bis zehn Tagen vor der Regel und gegebenenfalls bis zu drei Tage nach der Menstruation.

Was Sie noch tun können

Die genauen Ursachen und Auslöser des prämenstruellen Syndroms sind nach wie vor nicht bekannt. Wahrscheinlich sind sie

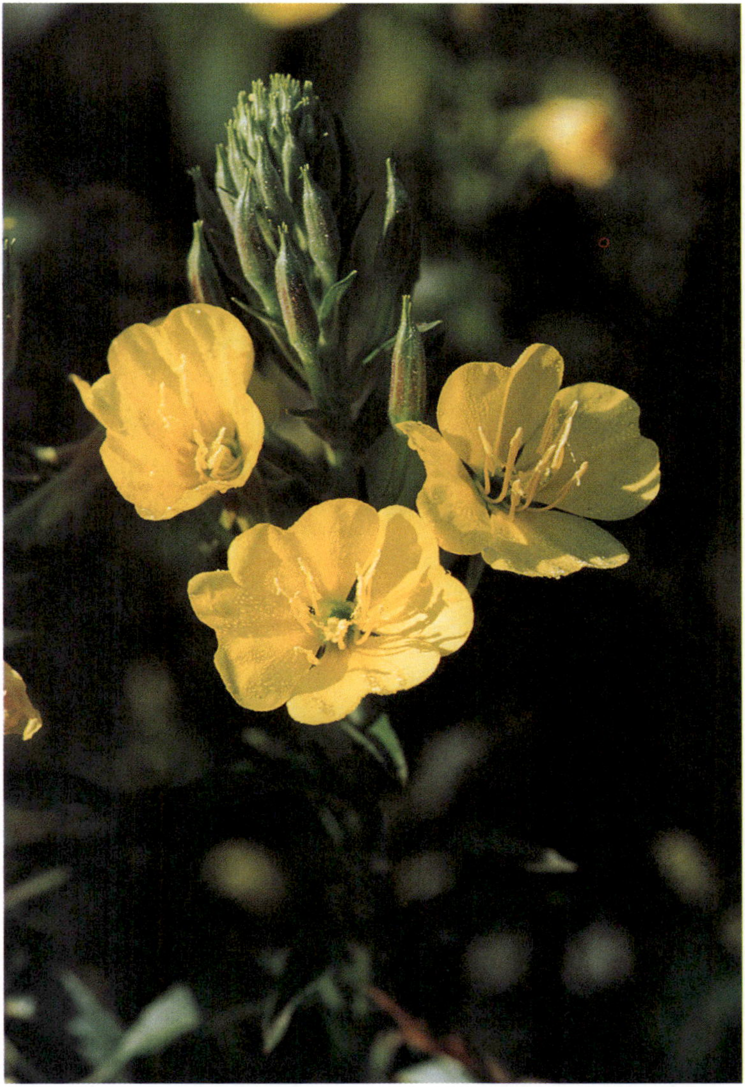

Nachtkerze (Oenothera biennis)

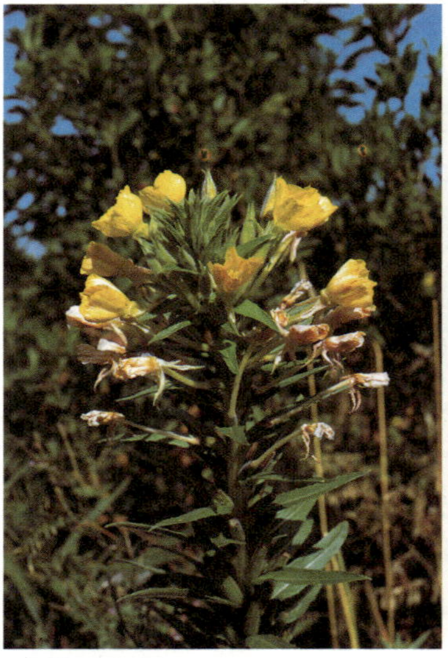

Nachtkerze (Oenothera) in Blüte

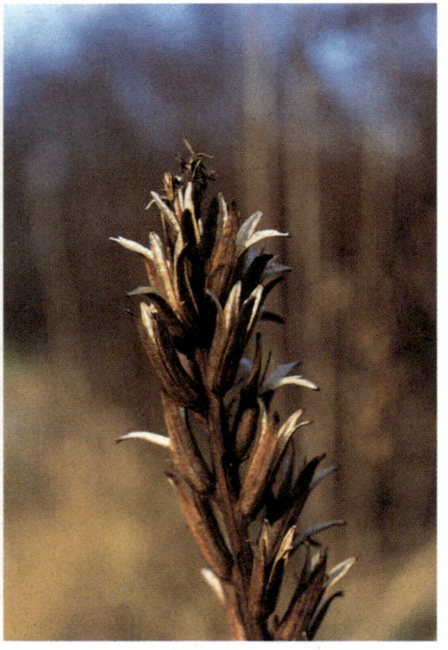

Samenstand der Nachtkerze im Winter

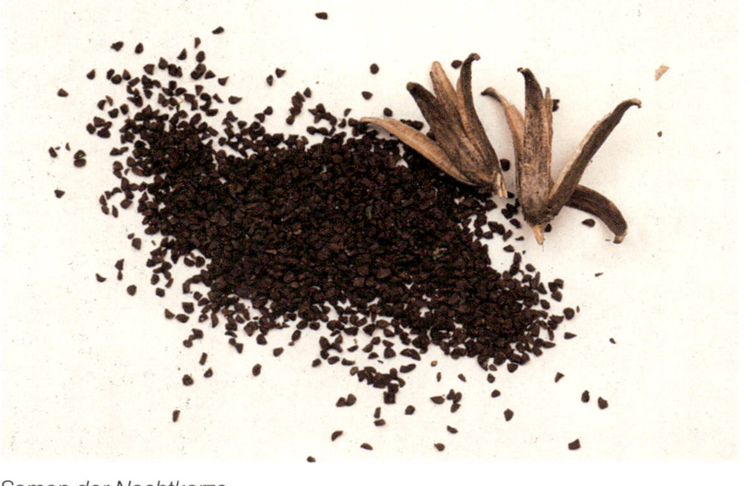

Samen der Nachtkerze

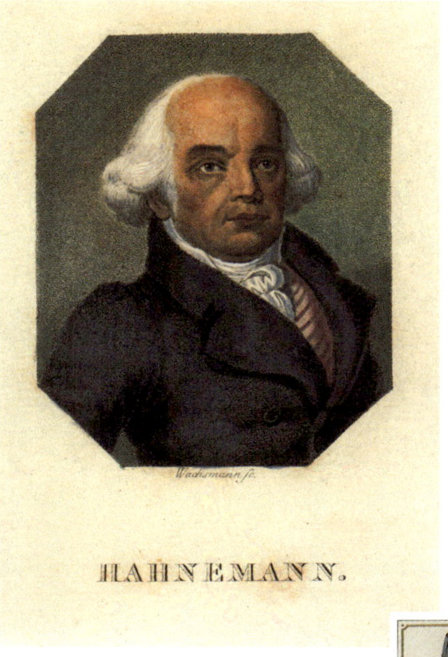

Der Arzt Samuel Hahnemann, Begründer der Homöopathie (Punktierstich von Anton Wachsmann, 1820)

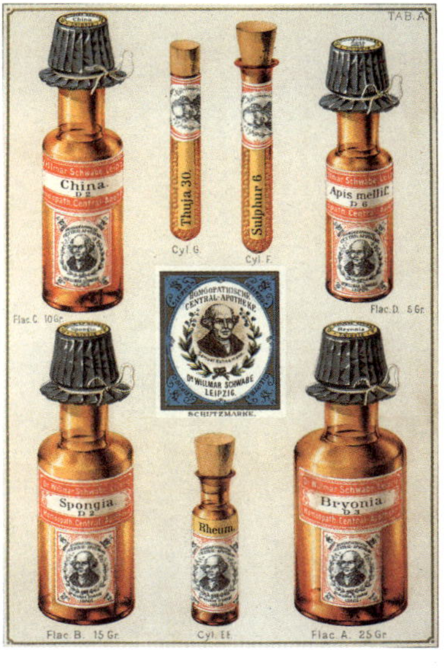

Homöopathische Mittel in Flaschen und Zylindern (Farblithographie 1889)

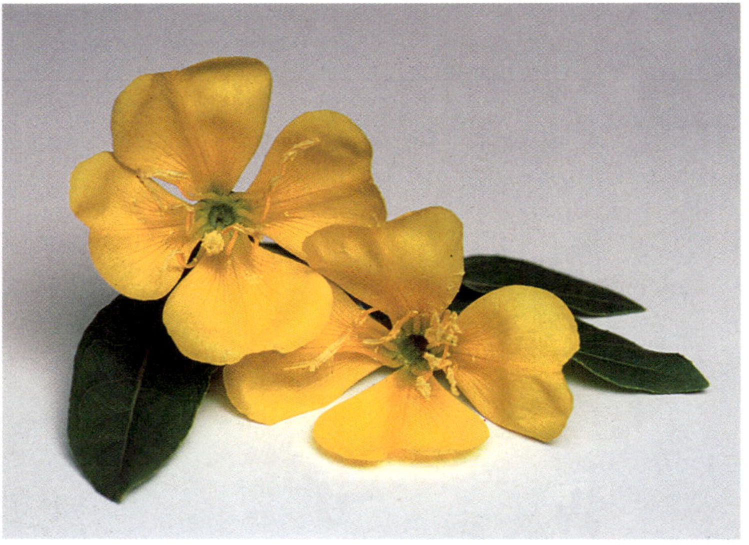

Blüte und Wurzel der Nachtkerze

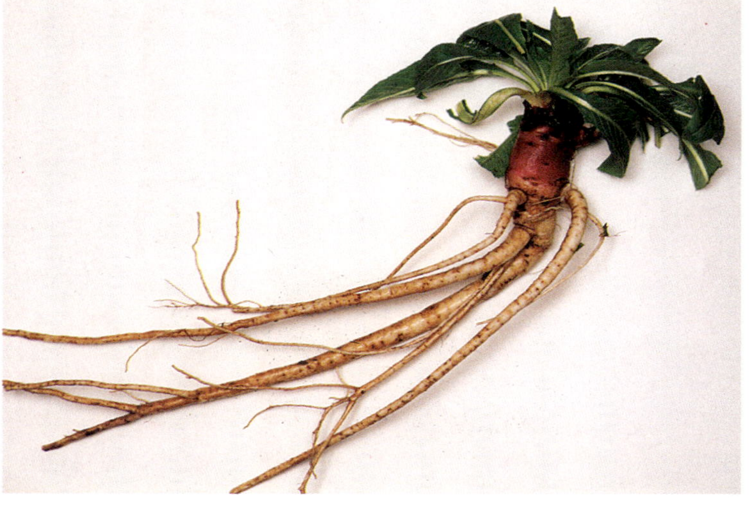

so vielschichtig wie die Symptome. Diskutiert werden unter anderem Vitaminmangel, Mineralstoff-, vor allem Magnesiumdefizit, Störungen im Fettstoffwechsel, psychische Faktoren, hormonelles Ungleichgewicht, erhöhter Prolaktinspiegel, zu viel Melatonin beziehungsweise zu wenig Serotonin im Blut, Prostaglandinmangel oder -überschuß, Streß, ein überlasteter Stoffwechsel oder fehlerhafte Ernährung.

- Essen Sie besonders viel Obst und Salate. Reis und Gemüse spülen überschüssiges Wasser aus dem Körper. Meiden Sie Salz.

Das hilft Ihnen bei ...

Symptom	*Heilmittel*
Ödeme in Armen und Beinen, Spannungsgefühl in der Brust	Es hilft, was entwässert: Vitamin E und B_6, harntreibende Tees aus Löwenzahn, Brennessel, Bärentraube, Zinnkraut, Goldrute oder Quecke
Völlegefühl, Blähbauch	Tee aus Anis, Fenchel oder Kümmel
Schlaflosigkeit, Angst, Reizbarkeit	Vitamin B_6 und Ballaststoffe, Hopfen-, Baldrian- oder Melissentee, Entspannung
Vergeßlichkeit, Mattigkeit, Lustlosigkeit, Depression	Magnesium, Tyrosin (Eiweiß), bei Depressionen zusätzlich Johanniskraut
Übermäßiger Appetit auf Süßes, Kopfschmerzen, Müdigkeit	Linolsäure und komplexe Kohlenhydrate, etwa Hasel- oder Walnüsse, Kürbiskerne, Kartoffeln. Zubereitungen aus Mönchspfeffer

Menstruationsschmerzen

Obwohl die Menstruation ein ganz normaler Vorgang ist, leiden viele Frauen während der Periode unter krampfartigen oder dumpfen Schmerzen. Die Frauen klagen über Bauchweh, schmerzende Brüste, ein Völlegefühl im Bauch, unreine Haut, Kopfschmerzen und mehr. Ärzte unterscheiden hier zwei Schmerztypen: Der primäre Menstruationsschmerz besteht seit der Pubertät. Hier stimmt das Gleichgewicht der Hormone nicht. Der Körper scheidet große Mengen Prostaglandine aus und die Gebärmuttermuskeln verkrampfen sich.
Der sogenannte sekundäre Menstruationsschmerz tritt erst später auf. Viele der davon betroffenen Frauen leiden unter einer Endometriose: Aus unbekannten Gründen wächst Gebärmutterschleimhaut auch außerhalb der Gebärmutter. Sie siedelt in der Bauchhöhle, auf den Eierstöcken, an der Blase, am Bauchfell oder an den Darmschlingen. Wie in der Gebärmutter blutet das Gewebe jeden Monat. Die Blutungen in den Bauchraum verursachen die Schmerzen.

So hilft Nachtkerzenöl

Nachtkerzenöl gleicht Hormonschwankungen aus und lindert Gebärmutterkrämpfe, die von überschüssigen »schädlichen« Prostaglandinen ausgelöst werden.

Was Sie noch tun können

Alles was beim prämenstruellen Syndrom hilft, ist auch gegen Menstruationsschmerzen wirksam: Entspannung, gesunde und vitaminreiche Ernährung, Pflanzenextrakte aus Mönchspfeffer.

- Bauchkrämpfe lindern eine Wärmeflasche, ein heißes Bad oder ein Heublumenkissen. Wärme fördert die Durchblutung der Muskulatur und löst Verspannungen und Krämpfe.
- Krampflösende Heilkräuter sind Raute, Besenginster, Schafgarbe, Frauenmantel, Gänsefingerkraut oder Hirtentäschel.
- Magnesium beruhigt die Muskeln. Wenn alles nicht ausreicht,

lindern Schmerzmittel und krampflösende Medikamente die Beschwerden.

- Machen Sie ein ansteigendes Fußbad: Stellen Sie die Füße in eine Wanne mit lauwarmem Wasser. Nach und nach gießen Sie heißes Wasser nach – so lange, bis Sie die Temperatur gerade noch aushalten können. Füße gut abtrocknen und warme Socken anziehen.
- Bewegung bringt den Kreislauf in Schwung und hilft oft mehr als Ruhen.
- Prüfen Sie sich, ob die Schmerzen eventuell psychisch bedingt sind. Wie ging Ihre Mutter mit der Menstruation um, wie sehen Sie sich als Frau, sind Sie mit Ihrem Leben zufrieden? Seelische Konflikte können ebenso die Ursache von Menstruationsbeschwerden sein wie organische Störungen.

Mastalgie, Mastodynie

In der zweiten Hälfte des Monatszyklus kommt es häufig vor, daß die Brüste spannen und schmerzen. Es sind eher diffuse Schmerzen, die häufig auf eine stärkere Durchblutung zurückgehen. Auch lagert sich mehr Wasser in den Brüsten ein. Eine Ursache für diese Symptome findet man selten.
Die Ärzte wissen noch wenig über diese Brustschmerzen. Im australischen Brisbane wurden 170 Mastalgie-Patientinnen zu ihrem Leiden befragt. Sie waren im Durchschnitt etwa 42 Jahre alt und hatten mehrere Kinder geboren. Auffallend viele der Frauen hatten ihre Babys aber nicht gestillt. Bei 60 Prozent der Frauen traten die Schmerzen zyklisch auf, jede dritte Frau klagte über Schmerzen in nur einer Brust.

So hilft Nachtkerzenöl
Britische Fachärzte empfehlen ihren Patientinnen häufig Nachtkerzenöl. Gamma-Linolensäure, Vitamin B_6 und notfalls Schmerzmittel sind Mittel der ersten Wahl. In mehreren Studien erwies sich GLS als erfolgreich und kann sich durchaus mit Medikamen-

ten messen, die das Hormon Prolaktin hemmen. Ein Prolaktin-Überschuß gilt als eine mögliche Ursache der Beschwerden.

Was Sie noch tun können

- Essen Sie möglichst salzarm. Jedes Gramm Kochsalz bindet 100 Milliliter Flüssigkeit im Gewebe.
- Gleichmäßige Sportarten wie Schwimmen, Spaziergänge, Walking oder Radfahren fördern die Wasserausscheidung.
- Tragen Sie einen gut sitzenden und vor allem bequemen Büstenhalter.
- Mönchspfeffer lindert Spannungsschmerzen in der Brust.
- In hartnäckigen Fällen hilft eine Hormontherapie gegen die Schmerzen.

Schwangerschaft: Bluthochdruck, Präeklampsie und Diabetes

Bei einer von zehn Frauen steigt während ihrer Schwangerschaft der Blutdruck und es bilden sich Ödeme. Der Körper lagert Wasser ein, die Hände und Beine schwellen an. Ringe und Schuhe passen nicht mehr, das Gesicht wird rund, und der Zeiger der Waage schlägt beängstigend weit aus. Nach der Geburt normalisiert sich alles wieder. Warum das so ist, weiß man nicht. Es kann aber gefährlich werden. Nämlich dann, wenn außer dem Blutdruck auch der Eiweißgehalt im Urin steigt. Man bezeichnet dies als Präeklampsie. Im schlimmsten Fall kann daraus eine Schwangerschaftsvergiftung werden. Das ist lebensgefährlich für Mutter und Kind.
Eine andere Komplikation ist die Schwangerschafts-Diabetes. Die Hormone der Plazenta ändern die Sensibilität für Insulin. Die Zellen nehmen weniger Zucker auf, der Blutzuckerwert steigt, und die Frau entwickelt eine Diabetes. Nach der Geburt verschwindet diese wieder.

So hilft Nachtkerzenöl

Die Gamma-Linolensäure wirkt einem schwangerschaftsbedingten Bluthochdruck entgegen. Für eine amerikanische

Studie suchte man schwangere Frauen, in deren Familie Präeklampsie aufgetreten war und die daher ein erhöhtes Risiko trugen, daß ihr Blutdruck steigt. Sechs Monate erhielt ein Teil der Frauen regelmäßig Nachtkerzenöl, die anderen nicht. Tatsächlich litten die Frauen mit zusätzlicher GLS-Einnahme weniger unter Ödemen und Bluthochdruck als Frauen aus der Kontrollgruppe.
Eine Diabetes während der Schwangerschaft scheint unter dem Einfluß der Gamma-Linolensäure milder zu verlaufen. Gibt man trächtigen, diabeteskranken Ratten Nachtkerzenöl, dann leiden sie weit weniger unter Symptomen und Beschwerden als bei normaler Ernährung.

Beschwerden der Wechseljahre

Wechseljahre sind Jahre der Wende. Zwischen dem 45. und 55. Lebensjahr stellen die Eierstöcke ihre Aktivität ein und der Hormonhaushalt pendelt sich auf einem niedrigerem Niveau ein. Die fruchtbare Zeit der Frau geht zu Ende, ein neuer Lebensabschnitt beginnt. Als Menopause bezeichnen die Ärzte die letzte zyklische Blutung.
An manchen Frauen geht diese Zeit ohne Spuren vorüber, sie gleiten problemlos in die neue Ära. Rund 40 Prozent der Frauen bemerken zwar manche Symptome, leiden aber nicht so darunter, daß sie die Hilfe eines Arztes aufsuchen. Jede dritte klagt über starke Beschwerden. Sie fühlt sich erschöpft und leidet unter innerer Unruhe, Schlafstörungen oder Depressionen.
Die lästigen Hitzewallungen erleben drei von vier Frauen. Schweißausbrüche sind auch die markantesten Zeichen für das Klimakterium. Wodurch diese letztlich verursacht werden, weiß man nicht genau. Aber man kennt die Reize, die die Attacken verstärken: Angst, Streß, hohe Temperaturen, Alkohol, Koffein und Nikotin. Eine Wallung dauert oft nur wenige Minuten. In der Nacht können sie so heftig sein, daß die Bettwäsche naßge-

schwitzt ist. Dünnere Frauen tendieren eher dazu, häufiger und stärker Hitzewallungen zu entwickeln als Frauen mit reichlich Fettgewebe. Die Fettpölsterchen bergen Östrogen-Reserven, die den Übergang sanfter und langsamer vonstatten gehen lassen.

Östrogen ade

Was passiert in den Wechseljahren? Die Eierstöcke der Frau erzeugen nach und nach weniger Östrogene und stellen die Produktion schließlich ein. Bis es soweit ist, fährt der Hormonaushalt Achterbahn. Die Östrogenproduktion ist kein isolierter Vorgang, sondern die Hormone steuern sich wechselseitig. Ein Prozeß greift in den anderen ein. Der Gegenspieler des Östrogens ist das Gelbkörperhormon Progesteron. Bis sich das Zusammenspiel der beiden auf einem niedrigerem Niveau wieder eingependelt hat, vergehen Monate, bei manchen Frauen gar Jahre. Zeitweise leiden die Frauen sogar unter einem Östrogenüberschuß. Dieses Hin und Her verursacht letztlich die Beschwerden: Hitzewallungen, Kopfschmerzen, Niedergeschlagenheit, Weinkrämpfe, Überforderung, Nervosität und Schlaflosigkeit.

So hilft Nachtkerzenöl

Nachtkerzenöl gleicht den Hormonhaushalt aus und lindert die dadurch verursachten Beschwerden. Es reguliert die Feuchtigkeit der Haut und Schleimhäute. Zahlreiche Erfahrungen sprechen für den Versuch mit Gamma-Linolensäure. Wissenschaftliche Studien über die Wirkungen sind dagegen noch umstritten.

Was noch hilft

- Die Natur hält für leichtere Wechseljahresbeschwerden eine Vielzahl von geeigneten Kräutern bereit.

Bewährte Heilkräuter gegen Beschwerden der Wechseljahre

Heilpflanze	*Wirkung*
Traubensilberkerze	Ahmt die Wirkung des Östrogens nach und hilft bei Hitzewallungen, Nervosität und Depressionen; gibt es auch als Dragees
Mönchspfeffer	Lindert leichtere Beschwerden, auch zur Unterstützung einer hormonellen Therapie
Salbei, Herzgespann, Hirtentäschel, Zinnkraut, Frauenmantel, Kava-Kava, Johanniskraut	Dämpfen Hitzewallungen, stabilisieren die Nerven, heben die Stimmung und helfen bei Depressionen und Traurigkeit
Baldrian, Hopfen, Melisse	Beruhigen und fördern den Schlaf

- Achten Sie auf eine gesunde und ausgeglichene Ernährung. Frauen nehmen in dieser Zeit gerne zu. Bewegung und reichlich Kalzium beugen einer Osteoporose vor.
- Ziehen Sie sich nach dem Zwiebelprinzip an: T-Shirt, Bluse, Pullover, Weste, Jacke. Sobald Sie schwitzen, ziehen Sie sich nach Bedarf aus. Halten Sie Ihre Hände unter fließend kaltes Wasser, das kühlt. In der Nacht können nasse Socken helfen.
- Wenn die Beschwerden zu Belastung werden, kann eine Hormontherapie den Übergang erleichtern.
- Wie Sie persönlich die Wechseljahre erleben, hängt auch von Ihnen ab. Frauen, die mit sich selbst zufrieden sind, leiden weniger unter den unvermeidbaren Beschwerden als andere. Gegebenenfalls hilft Ihnen eine Therapie über diese Zeit der Wende hinweg.
- Pflegen Sie Haut und Seele. Gegen eine vorzeitige Hautalterung hilft frische Luft, eine vitaminreiche Ernährung und viel Flüssigkeit. Wechselduschen oder Bürstenmassagen fördern

die Durchblutung. Ölbäder und Babyseife verhindern wegen der darin enthaltenen rückfettenden Substanzen ein Austrocknen der Haut.

Nerven und Psyche

Migräne

Migräne befällt vor allem Frauen, aber auch Männer und Kinder sind davon nicht ausgenommen. Ein Migräneanfall beginnt meist früh morgens, und die Schmerzen werden zunehmend stärker. Im Alter lassen die Attacken in vielen Fällen nach. Die weitverbreitete Ansicht, Migräne sei psychisch bedingt, eingebildet oder gar eine Ausrede, ist falsch. Denn bei einer Migräne sind die Nerven krank. Die Ursachen kennt man nicht, es scheint aber eine Störung in der Verständigung der Nervenzellen untereinander zu sein, die zu Entzündungen an den Gehirngefäßen führen.
Eine Migräne unterscheidet sich klar vom Kopfschmerz. Sie verläuft als Anfall, der pochend-stechende Schmerz befällt meist nur eine Seite, sie hält wenige Stunden bis zu mehreren Tagen an und geht fast immer einher mit Übelkeit, Erbrechen und starker Lärm- und Lichtempfindlichkeit. Bewegung verstärkt den Schmerz. Oft beginnt eine Attacke mit nervösen Störungen. Manche Patienten sehen ein Flimmern oder Flecken, Schleier oder Schlieren in den Augen. Bei einigen wenigen kommt es zu Ausfallerscheinungen. Ihre Bewegungen und Empfindungen sind eingeschränkt, sie leiden unter Schwindel oder einem Kribbelgefühl. Auch Sprachstörungen sind möglich. Rund 30 Minuten nach diesen ersten Symptomen stellt sich der Kopfschmerz ein.

Nachtkerzenöl kann helfen

Prostaglandine stehen im Verdacht, erheblich an der Kopfschmerzphase der Migräneattacke beteiligt zu sein. Medikamente, die die Synthese der Prostaglandine hemmen, wie zum Beispiel Aspirin, können die Symptome lindern. Nachtkerzenöl begünstigt langfristig die »guten«, entzündungshemmenden Prostaglandine PG_1.

Was Sie tun können

Die Neigung, an Migräne zu erkranken, ist angeboren. Aber nicht jeder erkrankt. Ein Migränetagebuch hilft Ihnen, den Auslöser Ihrer Attacken aufzuspüren.

- Achten Sie besonders auf die Nahrungsmittel, die Sie zu sich nehmen. Kaffee, Alkohol, geräuchertes Fleisch, gelagerter Käse, eingelegtes Gemüse gelten als Migräneauslöser. Negative Reize sind auch Wetterumschläge, Föhn, extreme Wetterlage, Menstruation, körperliche Anstrengungen, Nahrungsmittel und Alkohol, Lichteffekte, Kopfschmerzmittel und zu viel Schlaf.
- Ein fester Tagesablauf kann Migräneanfälle verhindern. Halten Sie Ihre Essens- und Schlafenszeiten ein. Nehmen Sie sich zwischendurch immer wieder Zeit, sich zu entspannen.
- Regelmäßig kommen neue Medikamente auf den Markt, die mit weniger Nebenwirkungen besser wirken als die älteren Präparate. Mischpräparate können Substanzen enthalten, die einen Migräneanfall eher fördern, als die Schmerzen zu lindern. Halten Sie sich auf dem Laufenden.

Alkoholismus

Auf nahezu allen Kontinenten entdeckten die Menschen die natürliche Gärung von Fruchtsäften und Getreide. Sie lernten Alkohol herzustellen und schätzten seine entspannende und berauschende Wirkung. Im Gilgamesch-Epos heißt es von Enkidu: »... er trank sieben Krüge Bier. Da wurde er entspannt und heiter, er wurde glücklich und sein Gesicht strahlte.« Auch die Bibel berichtet über Weinanbau und Weinkonsum. Nach der Sintflut pflanzte Noah Weinberge und betrank sich. Seit jeher wird Alkohol ebenso gelobt und besungen wie verdammt.

Alkoholismus ist eine Krankheit, und der davon Betroffene gehört vom Arzt behandelt. In der Bundesrepublik gibt es rund drei Millionen Alkoholabhängige. Als Grenzwerte für eine gesundheitliche Gefährdung gelten 20 Gramm Alkohol für Frauen und 40 Gramm für Männer.

Alkoholgehalt

1 Glas	*enthält soviel Alkohol*
Wein (0,2 l)	16 g
Sherry (0,2 l)	16 g
Bier (0,3 l)	13 g
Whisky (0,02 l)	7 g
Likör (0,02 l)	5 g

So hilft Nachtkerzenöl

Bei übermäßigen Alkoholgenuß schützt Nachtkerzenöl mehrfach. Darüber hinaus überbrückt es das vom Alkohol blockierte Enzym Delta-6-Desaturase.

- Nachtkerzenöl hilft den Gehirn- und Leberzellen, sich zu erholen, und verringert Leberschäden. Die Einnahme von täglich vier Gramm Nachtkerzenöl verbesserte bei Suchtkranken die Leberfunktion.
- Nachtkerzenöl vermindert zum Teil erheblich die Entzugssymptome Zittern, Nervosität, Gereiztheit und Krämpfe.
- Ungeborene Rattenjunge bewahrt es vor Alkoholschäden. Wenn man werdenden Rattenmüttern Alkohol gibt, entwickeln ihre Jungen eine Reihe von Mißbildungen, sogenannte Embryopathien. Diese alkoholbedingten Fehlentwicklungen kann man im Tierversuch durch die Gabe von Nachtkerzenöl weitgehend verhindern.
- Nachtkerzenöl erhöht die Verträglichkeit des Alkohols. Das untersuchte man kürzlich an der Universität Galway in Irland. 20 Wochen lang bekamen Ratten ordentlich Alkohol zu trinken. Einige Nager genossen ihn mit Nachtkerzenöl, andere

pur. Das Nachtkerzenöl erhöhte die Alkoholtoleranz, die damit gefütterten Ratten vertrugen den Alkohol besser.

- Vier bis sechs Kapseln nach einer feucht-fröhlichen Nacht können den Kater am nächsten Morgen verhindern.

Hyperaktivität bei Kindern

Man kennt sie als Zappelphillippe – höchst aktive Jungen und Mädchen, die keine Minute Ruhe finden. Immer bewegen sie sich, können kaum ruhig sitzen und sich schon gar nicht mit sich selbst beschäftigen. Sie fallen früh auf. Schon mit zwei bis drei Jahren trotzen und wüten sie schneller und heftiger als ihre Kameraden im Sandkasten. Im Kindergarten fügen sie sich nur schlecht in die Gruppe ein, und die Schule wird leicht zur Katastrophe. Es fällt ihnen schwer, sich zu konzentrieren. Viele leiden trotz durchschnittlicher bis hoher Intelligenz unter Schulproblemen.

Über die Ursachen der Hyperaktivität kann man derzeit nur spekulieren. Es gibt so viele Theorien wie Pädagogen, doch so recht weiterhelfen können sie den geplagten Eltern auch nicht. Kinderärzte und Psychologien diskutieren als Ursache unter anderem eine falsche, einseitige Ernährung. Fast food, Lebensmittel-Zusatzstoffe und ein Mangel an Vitaminen und essentiellen Fettsäuren sollen schuld an den Problemen sein.

Amerikanische Wissenschaftler sehen gemeinsam mit Kollegen aus Kanada und England im Nachtkerzenöl eine Möglichkeit, den Kindern zu helfen. Klinische Studien zeigen eine deutliche Besserung im Verhalten der Zappelphillippe.

<u>So hilft Nachtkerzenöl</u>

Nachtkerzenöl und eine gesunde Ernährung machen hyperaktive Kinder ruhiger. Reichen Sie Ihrem Kind zum Frühstück ein leckeres Müsli mit viel Obst, und vermeiden Sie Fast food.

Geben Sie das Nachtkerzenöl unabhängig vom Alter zweimal täglich, nämlich morgens und abends. Jüngeren Kindern massieren Sie das Öl in die Haut ein. Dazu drücken Sie eine Kapsel auf und verreiben den Inhalt auf den Innenseiten der Oberschenkel. Es dringt leicht ein wird vom Körper gut aufgenommen.

- Alter zwei bis fünf Jahre: täglich zwei Kapseln in die Haut einreiben.
- Alter sechs bis sieben Jahre: täglich drei Kapseln, entweder schlucken oder in die Haut einreiben.
- Alter sieben Jahre: täglich vier Kapseln.

Multiple Sklerose

Nervenzellen empfangen Signale, leiten sie weiter und übertragen sie auf andere Nervenzellen oder Muskeln. Die Signale sind entweder Kommandos für die Muskeln oder sie vermitteln Informationen aus der Außenwelt, etwa hell und dunkel, warm und kalt, süß und sauer. Sogenannte Markscheiden umgeben die Nervenzellen im Gehirn und im Rückenmark. Die Markscheide, Ärzte nennen sie auch Myelin, isoliert den Nerv ähnlich wie die Kabelhülle das eigentliche Stromkabel. Sie versorgt die Nervenzelle mit Nährstoffen und bewirkt, daß die Nervenimpulse besonders schnell weitergeleitet werden. Ohne diese Myelinschicht kommen die Signale nicht voran.
Bei der multiplen Sklerose zerstört die körpereigene Abwehr die Markscheide. »Multipel« steht für »vielfach« – das schützende Myelin wird an völlig unterschiedlichen Orten abgebaut. Die Nervenfasern liegen blank. Der Körper versucht zwar den Schaden zu reparieren, aber es entsteht eine Narbe aus hartem, festem Bindegewebe – daher die Sklerose (= Verhärtung). Je nachdem wo der Abbau stattfindet, kommt es zu nervösen Störungen und völlig unterschiedlichen Beschwerden. Mögliche Symptome sind Sehstörungen, Gesichtslähmung, Schwindel, Brechreiz, Koordinationsstörungen, Zittern, Unsicherheiten beim Gehen, Sprachstörungen, pelzige Hände, schlaffe oder angespannte Muskeln, Blasen- und Darmstörungen.

Bei den meisten Patienten verläuft die multiple Sklerose in Schüben. Die Beschwerden treten auf und verschwinden nach einer gewissen Zeit wieder. Häufigkeit und Schwere der Schübe sind höchst individuell, eine Prognose ist nicht möglich.

So hilft Nachtkerzenöl

Nervenzellen, Blutplasma und rote Blutkörperchen der Patienten mit multipler Sklerose enthalten weniger Gamma-Linolensäure als die von Gesunden. Einige neuere Langzeitstudien versprechen eine günstige Wirkung des Nachtkerzenöls auf die Erkrankung. Die Zeit zwischen zwei akuten Schüben verlängert sich, sie verlaufen weniger schwer und sind kürzer. Nach vorliegender Erfahrung kann Nachtkerzenöl eventuell den Verlauf der multiplen Sklerose verlangsamen.
Mehrfach ungesättigte Fettsäuren sind besonders für die Markscheiden der Nerven wichtig. Je mehr ungesättigte Fettsäuren eingebaut werden, desto stabiler ist sie gegenüber Schädigungen. MS-Patienten sollten deshalb viele pflanzliche Fette zu sich nehmen und tierische Fette meiden. Viele Ärzte empfehlen Gamma-Linolensäure zur Unterstützung der sonstigen Therapien. Nachtkerzenöl sichert die ausreichende Versorgung mit essentiellen Fettsäuren und weist eine gewisse, wenn auch bescheidene Wirkung auf.

Weitere Anwendungen

Magen-Darm-Beschwerden

Jeder dritte Bundesbürger hat mindestens einmal im Jahr mit Magen- oder Darmbeschwerden zu tun. Und es werden immer mehr. Die Beschwerden reichen von leichten, funktionellen Störungen bis hin zu schweren Erkrankungen. Auf Dauer können sie großen Schaden anrichten. Heute weiß man, daß viele chronische Leiden ihre Ursache in einem kranken Darm haben kön-

nen. Lassen Sie im Zweifelsfall die Ursachen Ihrer Beschwerden vom Arzt abklären.
Der Magen bildet Verdauungssäfte, Schleime und Salzsäure, eine der stärksten Säuren, die wir kennen. Sie zerfrißt so ziemlich alles, was ihr in den Weg kommt. Eine Rasierklinge löst sich im Magensaft innerhalb einer Woche völlig auf. Die Säure tötet Bakterien, Pilze und kleinste Tierchen, die wir unbemerkt verschlucken oder mit der Nahrung aufnehmen. Sie würde auch den Magen verdauen, wenn er sich nicht durch eine spezielle Schleimhaut schützen würde. Je nach Nahrungsmenge bildet der Magen täglich zwei bis drei Liter dieser aggressiven Verdauungssäfte. Zuviel Magensäure führt zu Sodbrennen. Wird die Übersäurerung chronisch, dann kann es zu einer Entzündung der Magenschleimhaut (Gastritis) und zu einem Magengeschwür (Ulcus) kommen.

So hilft Nachtkerzenöl
Nachtkerzenöl hilft einem gereiztem Verdauungssystem und reguliert die Darmbewegung. Das PGE_1 verringert die Abgabe der aggressiven Säuren und schützt den Magen. Außerdem sorgt es für eine bessere Durchblutung der Schleimhaut, was den Schleimfluß erleichtert. Der Schleim wiederum bewahrt Magen und Darm vor Schäden, etwa durch Medikamente, Alkohol oder Gallensäuren.

Durchfall

Homöopathische Ärzte behandeln Durchfall mit den grünen Pflanzenteilen der Nachtkerze. Insbesonders bei chronischem Durchfall erwies sich dies als hilfreich. Näheres siehe Seite 34.

Diabetes-Folgekrankheiten

In Deutschland leben rund vier Millionen Diabetiker mit Alterszucker und etwa 200 000 Patienten mit jugendlicher Diabetes.

Diabetes ist die häufigste Stoffwechselerkrankung. Die Dunkelziffer ist sehr hoch. Experten schätzen, daß auf jeden Patienten ein noch nicht erkannter Diabetiker kommt. Diese Menschen leben gefährlich, denn unbehandelt führt Diabetes zu schweren Gesundheitsschäden: die Netzhaut der Augen verändert sich, Nerven werden geschädigt, der Blutdruck steigt, die Niere büßt nach und nach ihre Funktion ein, periphere Blutgefäße verschließen sich und können Amputationen nötig machen. Diese Folgeschäden und Komplikationen verkürzen die Lebenserwartung gegenüber der gesunden Normalbevölkerung erheblich.

Folgekrankheiten der Diabetes

Komplikation	*Betroffene Diabeter*	*Bemerkung*
Netzhautschäden	30 %	»Retinopathie«, kann zur Erblindung führen; ca. 7000 Erblindungen pro Jahr
Bluthochdruck	20 %	4- bis 6fach erhöhtes Risiko für Arteriosklerose, Herzinfarkt und Schlaganfall, schädigt die Nieren
Fußschäden	16 %	Jeder vierte Diabetiker; ca. 28 000 Amputationen pro Jahr
Nierenerkrankungen	9 %	»Nephropathie« bis hin zum Nierenversagen; jeder vierte Dialysepatient ist Diabetiker
Nervenschäden	6 %	»Neuropathien«
Schilddrüsenerkrankungen	3 %	
Sonstige Durchblutungsstörungen	2 %	

Altersdiabetes ist sehr weit verbreitet. Hier liegt ein relativer Insulinmangel vor. Die Bauchspeicheldrüse erzeugt zwar Insulin, aber die Gewebe sprechen nicht mehr an. Ein jahrzehntelanges Überangebot an Zucker hat sie abstumpfen lassen, das Insulin hat seine Wirkung verloren. Ohne wirksames Insulin können die Zellen den vom Blut transportierten Zucker nicht aufnehmen und verwerten. Der Zucker bleibt im Blut, der Patient hat Diabetes. In einigen Fällen produziert die Bauchspeicheldrüse auch zu geringe Mengen Insulin.
Die wichtigsten Risikofaktoren für einen Alterszucker oder Typ-II-Diabetes sind: Diabetiker unter nahen Verwandten, Übergewicht, Bluthochdruck, älter als 45 Jahre, wenig Bewegung, zu hohe Cholesterinwerte und bestimmte Schwangerschaftskomplikationen. Beim jugendlichen Diabetes oder Typ-I-Diabetes erzeugt die Bauchspeicheldrüse kein Insulin mehr. Der Patient muß lebenslang Insulin spritzen.

Netzhautschäden – diabetische Retinopathie

Diabetes gefährdet die Netzhaut (Retina) der Augen. Ihre Blutgefäße können sich bis zum Zehnfachen ihrer normalen Dicke ausdehnen, die Zellen der Gefäßwand zerstören und Ausbuchtungen bilden. Wenn eine Ader bricht, fließt das Blut auf die Netzhaut oder in den Glaskörper. Das Auge wird trüb. Jedes Jahr verlieren 7000 Diabetiker ihr Augenlicht. Der Augenarzt kann frühzeitig Veränderungen in der Netzhaut erkennen und »reparieren«.

Bluthochdruck – metabolisches Syndrom

Jeder zweite Typ-I-Diabetiker bekommt einen Bluthochdruck. Noch häufiger besteht Bluthochdruck beim Altersdiabetes. Meist treten Diabetes, Bluthochdruck und zu hoher Cholesterinspiegel gemeinsam auf. Ärzte sprechen dann vom metabolischen Syndrom. Es scheint eine genetische Veranlagung vorzuliegen.

Bluthochdruck ist für Diabetiker extrem gefährlich und muß frühzeitig und konsequent behandelt werden. Er ist der größte Risikofaktor für Nierenstörungen bis hin zum Nierenversagen. Die Niere schränkt ihre Leistung immer weiter ein und wird anfällig für Infektionen.

Nervenschäden – diabetische (Poly-)Neuropathien

Diabetes bewirkt vielfältige Ausfälle im Nerven- und Sinnessystem. Sie erfassen Arme und Beine, treten symmetrisch auf. Typisches Symptom ist das Gefühl, es laufen Ameisen über die Beine. Andere Symptome sind taube Beine oder Arme, brennende Fußsohlen, Muskelkrämpfe in der Nacht und ein Nachlassen des Schmerzempfindens. Kälte- und Wärmereize werden kaum wahrgenommen.

Eine wichtige Ursache der Nervenstörungen ist eine Verlangsamung der Geschwindigkeit, mit der die Nerven die Kommandos zu den Muskeln weiterleiten. Nachtkerzenöl kann bei Ratten die Nervenschäden umkehren, verbessern und oft auch wieder beheben. Es erhöht die Geschwindigkeit, mit der die Nerven Kommandos zu den Muskeln weiterleiten. Noch besser wirkt Nachtkerzenöl, wenn es mit geeigneten Medikamenten kombiniert wird.

Vergleichbares bewirkt Nachtkerzenöl beim Menschen. Das ergab eine Studie mit 22 Patienten, die unter neurologischen Störungen litten. Zwölf Patienten erhielten sechs Monate lang täglich sechs Gramm beziehungsweise acht Kapseln Nachtkerzenöl. Die zehn anderen wurden mit einem Plazebo behandelt. Das Ergebnis: Die Patienten der Nachtkerzenöl-Gruppe nahmen Kälte und Wärme besser wahr als zuvor, das Schmerzempfinden verbesserte sich. Die Patienten waren sensibler geworden.

Der diabetische Fuß

28 000 Amputationen im Jahr als Folge jahrelanger Diabetes – der diabetische Fuß ist wohl das bekannteste und verbreitetste Symptom. Jeder vierte Diabetiker leidet darunter. Zwei Ursachen spielen zusammen:

- Im Alter verengen sich die Arterien und verschlechtern die Durchblutung der Füße und Beine. Die Haut wird trocken, kalt und blaßblau. Am Fuß kann man den Puls kaum noch fühlen. Wunden verheilen schlecht und infizieren sich schnell.
- Je länger der Patient unter Diabetes leidet, um so häufiger tritt eine Polyneuropathie auf. Es kommt zu Ausfallerscheinungen der Nerven.

Spätfolgen der Diabetes

	Arterielle Verschlußkrankheit	*Diabetische Polyneuropathie*
Schmerz	abhängig von der Belastung	auch in Ruhe und nachts
Haut		
Temperatur	kühl, trocken	warm, trocken
Farbe	blaßblau	normal, rosig
Fußpuls	schwer oder nicht zu tasten	gut zu tasten
Blutfluß	vermindert	normal
Reflexe und Empfindungen	normal	vermindert, gestört
Verletzungen	schmerzhaft	ohne Schmerzen
Therapie	Gehtraining verbessert die Durchblutung	Fuß ruhigstellen und entlasten

Häufig kommen beide Ursachen gemeinsam vor. Weil wegen der Nervenstörung der Patient keine Schmerzen mehr wahrnimmt, bemerkt er kleinere Verletzungen nicht. Diese können sich dann infizieren, wenn sie nicht behandelt werden. So verursachen zum Beispiel schlecht passende Schuhe Druckstellen, die trockene Haut reißt daraufhin ein und wird von Keimen besiedelt. Pflegen

Sie Ihre Füße, kontrollieren Sie sie täglich, achten Sie auf eine ausreichende Hygiene.

So hilft Nachtkerzenöl

Diabetes verändert den Stoffwechsel der Prostaglandine. Es blockiert das Enzym Delta-6-Desaturase mit der Folge, daß dem Körper zu wenig Gamma-Linolensäure zur Verfügung steht. Nachtkerzenöl gleicht diesen Mangel aus und verringert damit das Risiko, eine der gefürchteten Spätfolgen zu erleiden.
Gleichzeitig schützt es vor Fettablagerungen in den Blutgefäßen, der Arteriosklerose, stabilisiert den Blutdruck auf Normalwert und hält das Blut flüssig. Bei Diabetes verlieren die roten Blutkörperchen ihre Elastizität. Nachtkerzenöl bringt ihre Beweglichkeit zurück.

Was Sie noch tun können

Die Lebenserwartung und -qualität der Diabetiker hat sich in den vergangenen 20 Jahren erheblich verbessert. Die Ärzte können frühzeitig die Folgeschäden erkennen und behandeln.

- Informieren Sie sich. Es gibt sehr gute Ratgeber für Laien. Pharmahersteller, Krankenkassen und Ärzte halten Broschüren bereit. Schließen Sie sich einer Selbsthilfegruppe an. Sie können gar nicht genug über Diabetes wissen. Fragen Sie wieder und wieder, bis Sie alles verstanden haben. Viele Kliniken und Krankenversicherungen bieten spezielle Diabetiker-Schulungen an.
- Gehen Sie zu den Vorsorgeuntersuchungen. Lassen Sie Ihren Augenhintergrund von einem Augenarzt kontrollieren. Ihr Hausarzt sollte überprüfen, wie gut Ihr Stoffwechsel eingestellt ist, den Blutdruck messen und die Nierenfunktion begutachten. Gehen Sie zum Arzt, wenn sich Ihr Befinden ändert. Nur regelmäßige Kontrollen, rechtzeitige Diagnostik und Behandlung verhindern oder verzögern Folgeschäden und Komplikationen.
- Achten Sie auf eine optimale Stoffwechseleinstellung und einen guten Blutdruck. Hören Sie auf zu rauchen. Nikotin

schädigt die Blutgefäße. Ernähren Sie sich vollwertig, mit viel Obst und Gemüse. Eine eiweißreduzierte Kost kann den Verlauf von Nierenschäden günstig beeinflussen. Sorgen Sie für einen geregelten Tagesablauf mit Bewegung, Ruhephasen und ausreichend Schlaf.

- Achten Sie auf Hygiene, und vermeiden Sie Verletzungen besonders an den Füßen.

Krebs

Krebs ist in den westlichen Industrieländern nach den Herz-Kreislauf-Erkrankungen die zweithäufigste Todesursache. In Deutschland leben zwei Millionen Menschen mit bösartigen Tumoren. Jahr für Jahr kommen etwa 340 000 neue Fälle hinzu. Über 210 000 Erkrankte sterben. Das sind jeden Tag fast 550 Männer und Frauen, Kinder und Alte. Krebs ist die gefürchtetste Krankheit unserer Zeit. Die heimtückischen Wucherungen können überall im Körper auftreten. Mediziner unterscheiden bis zu 200 verschiedene Krebsarten.

Kann Nachtkerzenöl helfen?

Hochwertige Pflanzenöle sind gesund und schützen vor Krebs. Ihre essentiellen Fettsäuren können Tumorzellen abtöten. Das funktioniert im Reagenzglas und im Tierversuch. Den genauen Wirkungsmechanismus kennt man allerdings nicht.

- Im Reagenzglas tötet Gamma-Linolsäure bestimmte menschliche Brustkrebszellen ab. Bei Ratten und Mäusen hemmt Nachtkerzenöl das Wachstum von Brustkrebstumoren um 30 bis 50 Prozent. Ein Hautkrebs wurde von einer Nachtkerzenöldiät vollkommen gehemmt.

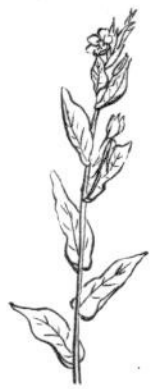

Schön sein mit Nachtkerzenöl

Die Haut schirmt unseren Körper nach außen hin ab. Sie sorgt dafür, daß Mikroorganismen und unliebsame Stoffe nicht in den Körper eindringen können. Doch die Haut vermittelt uns auch die Außenwelt. Mit ihrer Hilfe können wir spüren und tasten, fühlen und empfinden, schwitzen und frieren.
Die Haut ist ein rekordverdächtiges Organ. Ihre Oberfläche mißt fast zwei Quadratmeter, und sie wiegt stattliche vier Kilogramm. Aber sie ist sehr anfällig. Streß verursacht Hautprobleme, Luft, Sonne und Kälte trocknen sie aus.
Nachtkerzenöl pflegt und schmeichelt der Haut. Es verleiht ihr ein frisches Aussehen und ein größeres Wohlbefinden. Ein Mangel an essentiellen Fettsäuren zeigt sich zuerst an der Haut. Sie wird schlaff, rauh und faltig, verliert Feuchtigkeit und trocknet aus. Nachtkerzenöl verringert den Wasserverlust über die Haut und stimuliert das Zellwachstum.

Feuchtigkeit hält die Haut jung

Mit steigendem Alter verliert die Haut an Feuchtigkeit. Es gelingt ihr immer weniger, den Verlust auszugleichen, sie wird trocken und faltig. Das ist Teil der normalen Alterung. Aber auch jüngere

Menschen leiden unter trockener Haut. Die Gamma-Linolensäure des Nachtkerzenöls hält die Hautzellen geschmeidig und reguliert die Wasserdurchlässigkeit. Das wiederum stärkt ihre Abwehrkraft, die Haut kann auf widrige Umständen besser reagieren.

So pflegen Sie Ihre Haut mit Nachtkerzenöl:

- Zur täglichen Pflege bietet der Handel eine Vielzahl an Produkten mit Nachtkerzenöl. Es gibt Tages- und Nachtcreme, spezielle Augencreme, Reinigungmilch, Hautöle und Ölbäder.
- Bei kleineren trockenen Hautstellen können Sie eine Nachtkerzenöl-Kapsel ausdrücken und das Öl einmassieren. Es zieht schnell ein und hinterläßt keinen Fettfilm.
- Genießen Sie ein Ölbad. Ölbäder entspannen und tun der Haut gut. Sie wird samtweich. Dazu vermischen Sie 20 Tropfen Nachtkerzenöl mit einer Tasse Sahne oder Milch und geben es ins Badewasser. Nachtkerzenöl alleine würde sich nicht im Wasser auflösen. Die Wassertemperatur sollte nicht über 36 °C steigen, weil mehr Wärme die Fettsäuren zerstört. Das Ölbad überzieht Ihre Haut mit einem Film, den Sie beim Abtrocknen nicht wegwischen dürfen. Tupfen Sie Ihre Haut vorsichtig trocken. Achtung: Das Öl kann die Wanne rutschig machen.
- Eine Stoffwechselkur unterstützt die Hautpflege von innen.

Was Sie sonst noch tun können

- Seien Sie sparsam mit Seife oder anderen Reinigungsmitteln.
- Trockene Haut waschen Sie mit kühlem Wasser und fetthaltigen Seifen, eine glänzende, großporige Haut mit warmem Wasser oder mit einem Reinigungsmittel.
- Hautfeinde sind Schlaf- und Bewegungsmangel, fettreiche Ernährung, Alkohol, Nikotin und Kaffee. Achten Sie auf eine relative Luftfeuchtigkeit von etwa 70 Prozent, vor allem bei Heizungsluft und Klimaanlagen.

- Sonnenbäder – natur oder im Solarium – trocknen die Haut ebenso aus wie langes, häufiges und zu warmes Baden.
- Schaumbäder entfetten leicht und tun fettiger oder Mischhaut gut. Cremeschaumbäder pflegen und glätten die Haut. Öl- oder Öl-Cremebäder schützen die Haut vor dem Austrocknen.

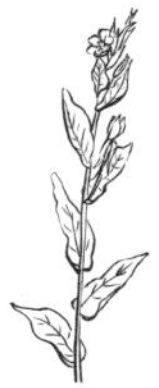

Gesund essen mit Pflanzenölen und -samen

Ernährungswissenschaftler und Naturheilkundler empfehlen eine ausgewogene Mischkost mit viel frischem Obst und Gemüse. Sie liefert Nährstoffe, Vitamine und Mineralien in ausreichenden Mengen. Idealerweise sollte Ihre Nahrung bestehen aus:

50–60 %	Kohlenhydrate	(Vollkorn-)Brot, Kartoffeln, Reis, Nudeln, Getreide
25–35 %	Fett	Nüsse, Oliven, Fisch, Pflanzensamen und -öle, wenig tierische Fette
10–20 %	Eiweiß	Kartoffeln, Keimlinge, Sojabohnen, Erbsen, Linsen, in geringen Mengen Fleisch, Fisch, Eier und Milch

Die Wirklichkeit sieht meist anders aus. Tatsächlich essen wir doppelt soviel Fett, als uns guttut. Rund 30 Prozent unseres Kalorienbedarfs sollten wir mit Fett decken. Tatsächlich schaffen wir 45 Prozent. Wir verzehren nicht nur zuviel, sondern auch die falschen Fette.

Vorsicht, Fett!

Wir brauchen Fett und können nicht darauf verzichten. Fett liefert Energie für die Muskelarbeit, baut die Zellmembranen auf, isoliert die Nervenzellen, polstert die inneren Organe ab, hält den Körper warm und ist Ausgangsstoff zahlreicher Synthesen. Eine fettfreie Ernährung führt zu schwerwiegenden Mangelerscheinungen. Aber wir brauchen Fett nur in geringen Mengen und von guter Qualität.

Diese Qualität liefern Pflanzenöle, etwa Sonnenblumenöl, Keimöl, Sojaöl, Distelöl sowie Pflanzensamen und Nüsse. Sie enthalten mehrfach ungesättigte Fettsäuren. Da wir jedoch nur geringe Mengen Fett benötigen, heißt das, höchstens ein Gramm Fett pro Kilo Körpergewicht. Ein 70 Kilogramm leichter Mann darf täglich 70 Gramm Fett verzehren. Das entspricht zwei Eßlöffeln Sonnenblumenöl, 20 Gramm Nüssen oder Samen, 15 Gramm Milchfetten in Butter, Käse oder Milchprodukten und 15 Gramm verstecktem Fett in Fisch und Fleisch.

Gute und schlechte Fettsäuren

Nachtkerzenöl enthält reichlich ungesättigte Fettsäuren. Was heißt das? Fette und Öle haben die gleiche chemische Struktur. Sie setzen sich aus drei Fettsäuren zusammen, die an ein Glyzerinmolekül gebunden sind. Eine Fettsäure kann man sich vorstellen als eine mehr oder weniger lange Perlenkette. Die Perlen entsprechen Kohlenstoffatomen. Die Glieder zwischen den Perlen können einfach oder doppelt sein. Man spricht von einer Einfach- beziehungsweise einer Doppelbindung.

Ungesättigte Fettsäuren enthalten Doppelbindungen. Diese Glieder oder Bindungen könnte ein Sauerstoffteilchen angreifen, aufbrechen und sich anlagern. Das passiert beim Ranzigwerden. Die Fettsäuren der Butter oder des Öls reagieren mit dem Luftsauerstoff und verderben. Ungesättigte Fettsäuren haben »Hun-

ger« auf Bindungspartner. Anders sieht es bei den gesättigten Fettsäuren aus. Sie können keine weiteren Bindungen mehr eingehen, denn sie sind »satt«.
Gesättigte Fettsäuren machen Fette fest. Tierische Fette wie Butter, Speck, Schweineschmalz oder Talg zählen hierunter, aber auch das pflanzliche Kokosfett. Diese Art Fett kann der Körper selbst bilden. Je mehr ungesättigte Fettsäuren ein Fett enthält, desto dünnflüssiger wird es. Öle enthalten reichlich ungesättigte Fettsäuren.
Ungesättigte Fettsäuren können wir nicht selbst herstellen. Wir müssen sie mit der Nahrung zu uns nehmen. Nichts kann sie ersetzen, man nennt sie deshalb auch essentiell. Die meisten Fette und Öle sind ein Gemisch aus verschiedenen Fettsäuren. Das Samenöl der Nachtkerze enthält neben dem hohen Anteil ungesättigter auch gesättigte Fettsäuren.

Zusammensetzung des Nachtkerzenöls
(in der Klammer steht die Anzahl der Doppelbindungen)

66–76 %	Linolsäure	mehrfach ungesättigt (2)
8–12 %	Gamma-Linolensäure	mehrfach ungesättigt (3)
7–15 %	Ölsäure	einfach ungesättigt (1)
4–8 %	Palmitinsäure	gesättigt (0)
0,5–3 %	Stearinsäure	gesättigt (0)

Fische enthalten ungesättigte Fettsäuren mit fünf oder gar sechs Doppelbindungen. Der Körper baut aus ihnen eine ganz eigene Gruppe der Prostaglandine auf, die PG_3. Eskimos kennen Herz-Kreislauf-Erkrankungen fast nicht. Die Zellmembran ihrer Blutplättchen enthält Fettsäuren aus Fischöl, die bei Bedarf zu einem speziellen Thromboxan umgebildet werden. Anders als das Thromboxan der Fleischesser regt das der Eskimos die Blutplättchen nicht zur Verklumpung an, sondern hält das Blut dünnflüssig. Auch deshalb ist Fisch so gesund.

Fettsäuren
(in der Klammer steht die Anzahl der Doppelbindungen)

Fettsäure	*Vorkommen*
Gesättigte Fettsäuren (0), z. B. Buttersäure, Palmitinsäure, Stearinsäure	Kokosfett und Palmöl, Butter, Milch, alle tierischen Fette
einfach ungesättigte Fettsäuren (1) z. B. Ölsäure	Oliven, Raps, Erdnüsse
mehrfach ungesättigte Fettsäuren	
Linolsäure (2)	Sonnenblumen, Soja, Disteln, Maiskeime
Gamma-Linolensäure (3)	Nachtkerze, Borretsch, Hanf, Johannisbeere, Schwarzkümmel
Alpha-Linolensäure (3)	Leinsamen
Arachidonsäure (4)	Fleisch
Fettsäuren der Fischöle (5, 6)	Fische

Sogenannte Trans-Fettsäuren haben im Zusammenhang mit Margarine Schlagzeilen gemacht. Trans bezeichnet die Stellungen der Doppelbindung zueinander. Das Gegenstück zu »trans« heißt »cis« – das ist die biologisch aktive Form der Fettsäuren, also ihr natürlicher Zustand. Bei der Herstellung der Margarine bilden sich Trans-Fettsäuren, die wie gesättigte Fettsäuren wirken. In den letzten Jahren gelang es, den Trans-Fettsäure-Gehalt der Margarine auf weniger als zehn Prozent zu senken.

Fette und Öle richtig verwenden

Als Richtwert gilt: Ein Drittel des täglichen Fettbedarfs sollen gesättigte Fettsäuren decken, ein Drittel einfach gesättigte Fettsäuren und ein Drittel mehrfach gesättigte Fettsäuren.
Viele Pflanzenöle enthalten reichlich Linolsäure, so etwa Sonnenblumenöl, Sojaöl, Maiskeimöl, Distelöl und natürlich Nachtkerzenöl. Linolsäure ist die wichtigste mehrfach ungesättigte Fettsäure. Ernährungswissenschaftler empfehlen täglich zehn Gramm Linolsäure. Das entspricht drei Teelöffeln Pflanzenöl. Zur Vorbeugung und Therapie von Krankheiten brauchen Sie größere Mengen. Auch Kinder haben durch ihr rasches Wachstum einen erhöhten Bedarf. Sie benötigen um so mehr, je jünger sie sind.
Fette sind Aromaträger. Sie machen die Speisen lecker und den Magen für lange Zeit satt. Die fettlöslichen Vitamine A, D, E und K können wir nur mit Hilfe von Fett verwerten.

- Achten Sie auf versteckte Fette, etwa in Wurst und Käse. Sie sind wahre Dickmacher.
- Streichen Sie Butter und Margarine nur dünn aufs Brot. Je kräftiger das Brot schmeckt, um so weniger Aufstrich brauchen Sie.
- Ersetzen Sie Mayonnaise durch Joghurt, Crème fraîche durch Dickmilch.
- Dünsten, Dämpfen und Grillen spart Fett. Garen Sie fettarm. Erhitzen Sie nur wenig Fett, und legen Sie das Fleisch in das heiße Bratfett.
- Wiegen Sie Speisefette ab. Für einen Salat für zwei bis drei Personen reicht ein Eßlöffel hochwertiges Pflanzenöl.

Kochen mit Nachtkerzenöl

Das Nachtkerzenöl schmeckt und riecht ähnlich wie Mohnöl und kann zum Kochen, Braten und Backen verwendet werden.

Brotaufstriche – süß und pikant

Avocadocreme

Zutaten für 4 Personen: 2 reife Avocados, Saft einer $^1/_2$ Zitrone, 100 g Magerquark, $^1/_2$ fein gewürfelte Zwiebel, 1 durchgepreßte Knoblauchzehe, 1 Teelöffel Nachtkerzenöl, Jodsalz, schwarzer Pfeffer, 1 Kästchen geschnittene Kresse.
Zubereitung: Avocadofruchtfleisch pürieren, sofort mit Zitronensaft vermengen. Magerquark, Zwiebel, Knoblauch und Nachtkerzenöl unterrühren, mit Gewürzen abschmecken und mit Kresse bestreuen.

Apfel-Zwiebel-Aufstrich

Zutaten für 4 Personen: 2 große gewürfelte Zwiebel, 1 säuerlicher, grob geraspelter Apfel, 50 g Butter, 1 Bund Petersilie, 1 durchgepreßte Knoblauchzehe, 1 Teelöffel Nachtkerzenöl, Jodsalz, schwarzer Pfeffer.
Zubereitung: Zwiebeln, Apfel und Butter vermengen, kurz erhitzen. Petersilie, Knoblauch und Nachtkerzenöl unterheben, mit Gewürzen abschmecken.

Frischkäseaufstrich mit Sonnenblumenkernen

Zutaten für 4 Personen: 100 g Sonnenblumenkerne, 125 g Doppelrahmfrischkäse, 125 g Magerquark, 3 Eßlöffel Créme fraîche, 1 Teelöffel Nachtkerzenöl, 1 Zweig fein gehackter Thymian, ersatzweise getrocknet, Jodsalz, weißer Pfeffer.
Zubereitung: Sonnenblumenkerne in trockener Pfanne goldgelb rösten, drei Viertel der Menge hacken und mit Frischkäse, Quark, Crème fraîche und Nachtkerzenöl vermengen. Thymian sowie Gewürze unterheben, pikant abschmecken. Aufstrich mit restlichen Sonnenblumenkernen bestreut servieren.

Apfel-Möhren-Aufstrich

Zutaten für 4 Personen: 150 g säuerlicher, fein geraspelter Apfel, 1 Eßlöffel Zitronensaft, 150 g fein geraspelte Möhren, 100 g Magerquark, 2 Eßlöffel saure Sahne (10 % Fett), 1 Teelöffel Nachtkerzenöl, Jodsalz, weißer Pfeffer, 1 Bund Petersilie.
Zubereitung: Apfelraspeln sofort mit Zitronensaft beträufeln. Möhren- und Apfelraspeln mit Quark, saurer Sahne und Nachtkerzenöl vermengen, mit Gewürzen abschmecken. Vor dem Servieren Petersilie unterheben.

Trockenobst-Nuß-Mus

Zutaten für 4 Personen: 100 g getrocknete Pflaumen, 100 g Rosinen, 50 g getrocknete Datteln entsteinen, 50 g fein gehackte Walnüsse, 2 Eßlöffel Zitronensaft, 1 Teelöffel Nachtkerzenöl, 1 Prise gemahlene Nelken.
Zubereitung: Pflaumen, Rosinen und Datteln über Nacht mit Wasser bedeckt einweichen. Trockenfrüchte samt Einweichwasser pürieren, Nüsse, Zitronensaft und Nachtkerzenöl unterrühren. Mit Nelke abschmecken.

Suppen

Kalte Gurkensuppe mit Krabben

Zutaten für 4 Personen: 1 durchgepreßte Knoblauchzehe, 2 fein gehackte Frühlingszwiebeln, 2 Eßlöffel Estragonessig, 4 Eßlöffel Olivenöl, 1 Eßlöffel Nachtkerzenöl, Jodsalz, schwarzer Pfeffer, 800 g Joghurt (3,5 % Fett), 500 g gewürfelte Salatgurke, 75 g Krabben, 2 Eßlöffel Dill.
Zubereitung: Knoblauch, Frühlingszwiebel, Essig, Öle und Gewürze fein pürieren. Knoblauchmus unter Joghurt heben, Gurkenwürfel und Krabben zugeben und mit Dill bestreuen.

Avocadocremesuppe mit Graved Lachs

Zutaten für 4 Personen: 4 reife Avocados, Saft einer Zitrone, 250 ml trockener Weißwein, 250 ml süße Sahne, Jodsalz, schwarzer Pfeffer, 1 Eßlöffel Nachtkerzenöl, 50 g in feine Streifen geschnittener Graved Lachs.
Zubereitung: Avocadofruchtfleisch mit der Hälfte des Zitronensafts pürieren. Wein, Sahne, Gewürze, Nachtkerzenöl sowie restlichen Zitronensaft unterrühren, pikant abschmecken, Lachsstreifen darübergeben.

Kalte Tomatensuppe

Zutaten für 4 Personen: 2 Scheiben in Wasser eingeweichte Baguette, je 1 rote und 1 grüne entkernte und gewürfelte Paprikaschote, 1/2 gewürfelte Salatgurke, 3 gewürfelte Tomaten, 2 durchgepreßte Knoblauchzehen, Jodsalz, schwarzer Pfeffer, 2 Eßlöffel Olivenöl, 1 Teelöffel Nachtkerzenöl, 3 Eßlöffel Balsamico-Essig.
Zubereitung: Brot ausdrücken, zusammen mit Gemüse und Knoblauch im Mixer pürieren. Suppe mit Jodsalz und Pfeffer abschmecken, Öle nach und nach sorgfältig unterschlagen. Zum Schluß mit Essig abschmecken.

Salate

Tomaten-Mozzarella-Salat

Zutaten für 4 Personen: 600 g in Scheiben geschnittene Tomaten, 225 g in dünne Scheiben geschnittener Mozzarella, 1 Bund Basilikum, 3 Eßlöffel Balsamico-Essig, 3 Eßlöffel Sojaöl, 1 Teelöffel Nachtkerzenöl, Jodsalz, schwarzer Pfeffer.
Zubereitung: Tomaten- und Mozzarellascheiben auf einer Platte anrichten, Basilikum über den Salat geben. Aus Balsamessig, Ölen und Gewürzen eine Marinade rühren, über Salat geben, etwas ziehen lassen.

Chicoreésalat mit Käsedressing

Zutaten für 4 Personen: 400 g in feine Streifen geschnittener Chicorée, je 50 g blaue und grüne halbierte und entkernte Trauben, 150 g Joghurt (3,5 % Fett), 50 g gewürfelter Camembert (30 % Fett i. Tr.), Jodsalz, weißer Pfeffer, 1 Eßlöffel Weißweinessig, 1 Teelöffel Nachtkerzenöl, 2 Eßlöffel in feine Röllchen geschnittener Schnittlauch.
Zubereitung: Chicorée und Trauben locker miteinander vermengen. Joghurt, Käse, Gewürze, Essig und Nachtkerzenöl im Mixer pürieren, über Salat geben und unterheben. Salat mit Schnittlauch bestreuen.

Bunter Paprikasalat

Zutaten für 4 Personen: je 2 rote, gelbe und grüne halbierte, entkernte und in Streifen geschnittene Paprikaschoten, 1 in feine Ringe geschnittene Zwiebel, 4 Eßlöffel Weißweinessig, 4 Eßlöffel Sonnenblumenöl, 1 Teelöffel Nachtkerzenöl, Jodsalz, schwarzer Pfeffer, 2 Eßlöffel Petersilie.
Zubereitung: Paprikastreifen und Zwiebelringe vermengen. Aus übrigen Zutaten eine Marinade rühren, über Salat geben und ca. 30 Minuten durchziehen lassen.

Griechischer Schafskäsesalat

Zutaten für 4 Personen: 1 Salatgurke, 400 g Tomaten, 100 g Schafskäse und 1 große gewürfelte Zwiebel, 10 schwarze entkernte und halbierte Oliven, 3 Eßlöffel Weißweinessig, 2 Eßlöffel Wasser, 3 Eßlöffel Sonnenblumenöl, 1 Teelöffel Nachtkerzenöl, Jodsalz, Pfeffer, 2 große Salatblätter.
Zubereitung: Gurke, Tomate, Käse, Oliven und Zwiebeln locker miteinander vermengen. Aus Essig, Wasser, Ölen und Gewürzen eine Marinade rühren, über Salatzutaten geben. Salat auf Salatblättern anrichten.

Fruchtiger Radicchiosalat

Zutaten für 4 Personen: 1 zerpflückter Radicchio, 1 filetierte Grapefruit rosé, 2 reife in Streifen geschnittene Avocados, 2 Eßlöffel Weißweinessig, 1 Teelöffel mittelscharfer Senf, Jodsalz, Pfeffer, 1 Prise Zuker, 1 fein gewürfelte Zwiebel, 3 Eßlöffel Pflanzenöl, 1 Eßlöffel Nachtkerzenöl.
Zubereitung: Radicchio, Grapefruitfilets und Avocadostreifen auf einer großen Platte anrichten. Essig, Senf, Gewürze, Zucker und Zwiebel verrühren, Öle unterschlagen und über Salat geben.

Gemischter Blattsalat mit Käse und pikantem Dressing

Zutaten für 4 Personen: 1 Radicchio, 100 g Feldsalat, 1 Eisbergsalat, 3 Eßlöffel Obstessig, 1 Teelöffel Honig, 1 Teelöffel mittelscharfer Senf, Jodsalz, Pfeffer, 4 Eßlöffel Sonnenblumenöl, 1 Eßlöffel Nachtkerzenöl, 2 fein gewürfelte Gewürzgurken, 1 Bund in feine Röllchen geschnittener Schnittlauch, 150 g in Streifen geschnittener Gouda (45 % Fett i. Tr.), 1 Kästchen geschnittene Kresse.
Zubereitung: Blattsalate zerpflücken und in eine Schüssel geben. Aus Essig, Honig, Senf, Gewürzen und Ölen eine Marinade rühren, Gurken und Schnittlauch zugeben. Dressing über Salat geben und unterheben, Käse und Kresse darüber verteilen.

Edler Frühlingssalat

Zutaten für 4 Personen: 300 g weißer Spargel, 1 l Wasser, Jodsalz, Zucker, 300 g Zuckerschoten, 6 Eßlöffel Weißweinessig, 5 Eßlöffel Distelöl, 1 Teelöffel Nachtkerzenöl, Pfeffer, 2 in Röllchen geschnittene Frühlingszwiebeln, 100 g roher, magerer, in feine Streifen geschnittener Schinken.
Zubereitung: Spargel in kochendem Salzwasser mit einer Prise Zucker 5 Minuten blanchieren, abtropfen, schräg in 3 cm lange Streifen schneiden. Zuckerschoten waschen, in kochendem Spargelwasser 3 bis 5 Minuten blanchieren, ebenfalls abtropfen. Aus Essig, Ölen, Pfeffer, Jodsalz und einer Prise Zucker eine Vinaigrette rühren. Spargel, Zuckerschoten, Frühlingszwiebeln und Schinken zugeben, vorsichtig vermengen.

Grünkernsalat »Kunterbunt«

Zutaten für 4 Personen: 200 g ganze Grünkern, 2 mittelgroße gewürfelte Möhren, 200 g grüne Erbsen, je 1 rote und eine gelbe halbierte, entkernte und gewürfelte Paprikaschote, 1/2 gewürfelte Salatgurke, 150 g gewürfelter Gouda (30 % Fett i. Tr.), 2 gewürfelte Zwiebeln, 1 durchgepreßte Knoblauchzehe, 3 Eßlöffel Distelöl, 1 Teelöffel Nachtkerzenöl, 3 Eßlöffel Weißweinessig, Jodsalz, schwarzer Pfeffer, 1 Bund in Röllchen geschnittener Schnittlauch.

Zubereitung: Grünkern in 500 ml Wasser ca. 40 Minuten garen. Möhren in etwas Wasser ca. 10 Minuten garen, Erbsen dazugeben, nach weiteren 5 Minuten abgießen. Grünkern mit Gemüse, Käse, Zwiebeln und Knoblauch in eine Schüssel geben. Aus Ölen, Essig und Gewürzen eine Marinade rühren, Schnittlauch zugeben, über Salat gießen, unterheben.
Salat ca. 1 Stunde ziehen lassen.

Fisch-Getreide-Salat mit frischem Meerrettichdressing

Zutaten für 4 Personen: 100 g ganze Grünkern, 100 g Joghurt (3,5 % Fett), 100 g saure Sahne, 2 Eßlöffel Zitronensaft, 2 Eßlöffel frisch geriebener Meerrettich, 1 Teelöffel Nachtkerzenöl, Jodsalz, Pfeffer, 1 gewürfelte rote Paprikaschote, 1 gestiftelte Salatgurke und 1 gestiftelte Birne, 100 g blättrig geschnittene Champignons, 300 g in Scheiben geschnittene Schillerlocke.

Zubereitung: Grünkern in ca. 250 ml Wasser ca. 40 Minuten garen. Aus Joghurt, saurer Sahne, Zitronensaft, Meerrettich, Nachtkerzenöl, Jodsalz und Pfeffer eine Marinade rühren. Salatzutaten in eine Schüssel füllen, mit Marinade begießen und vermengen. Salat ca. 30 Minuten ziehen lassen.

Bunter Kartoffelsalat

Zutaten für 4 Personen: 650 g kleine festkochende Kartoffeln, 4 geachtelte Tomaten, 1 Bund in dünne Scheiben geschnittene Radieschen, 2 gewürfelte Zwiebeln, 400 g gestiftelte Salatgurke, 2 Eßlöffel Distelöl, 1 Teelöffel Nachtkerzenöl, 2 Eßlöffel Weißweinessig, Jodsalz, Pfeffer, 1/2 Bund kleingeschnittener Schnittlauch.

Zubereitung: Kartoffeln ca. 20 Minuten in wenig Wasser garen, pellen, auskühlen lassen und in Scheiben schneiden. Zusammen mit Tomaten, Radieschen, Zwiebeln und Gurke in eine Schüssel geben. Aus Ölen, Essig, Gewürzen und Schnittlauch eine Marinade rühren, über Salat geben und vermengen.

Kürbissalat mit Möhren- und Apfelraspeln

Zutaten für 4 Personen: 100 g Kefir, 1 Eßlöffel Sonnenblumenöl, 1 Teelöffel Nachtkerzenöl, 1 Prise Selleriesalz, 1 Eßlöffel Zitronensaft, 2 Eßlöffel süße Sahne, Zimt, gemahlene Nelken, Ingwerpulver, 250 g gewürfelter Kürbis, 150 g grob geraspelte Möhren, 150 g säuerliche grob geraspelte Äpfel, 1 filetierte und gewürfelte Orange, 2 Eßlöffel ungeschwefelte Rosinen, 2 Eßlöffel Kokosraspeln.

Zubereitung: Aus Kefir, Ölen, Selleriesalz, Zitronensaft, Sahne und Gewürzen eine Marinade rühren. Kürbis, Möhren und Äpfel sofort mit der Salatmarinade vermengen, Orangen und Rosinen unterheben, mit Kokosraspeln bestreuen.

Exotischer Hähnchenbrustsalat

Zutaten für 4 Personen: 400 g Hähnchenbrustfilet, Jodsalz, Pfeffer, 2 Eßlöffel Balsamico-Essig, 1 Eßlöffel Sonnenblumenöl, 1 Teelöffel Nachtkerzenöl, 125 ml süße Sahne, 3 Eßlöffel Mango-Chutney, 1 Prise Zucker, 1 Prise Ingwerpulver, 1 Prise Curry, in kleine Kugeln ausgestochenes Fruchtfleisch einer 1/2 Honigmelone, je 150 g grüne und 150 g blaue halbierte und entkernte Weintrauben, 1 gewürfelter Apfel.

Zubereitung: Fleisch salzen und pfeffern, in der Pfanne kräftig anbraten, herausnehmen und in Scheiben schneiden. Aus Essig, Ölen, Sahne, Mango-Chutney und Gewürzen eine Marinade rühren. Früchte mit Marinade vermengen, Hähnchenfleisch unterheben.

Hanfsamen und Hanföl

Hanf (*Cannabis sativa*) ist eine der ältesten Kultur- und Nutzpflanzen der Welt. Er ist Faserlieferant, Heilpflanze, und sein Samen ist ein hochwertiges Nahrungsmittel. Das Samenöl enthält zu über 80 Prozent hochwertige ungesättigte Fettsäuren und zwei Prozent Gamma-Linolensäure.
Hanfsamen ist sehr nahrhaft. Die meisten kennen ihn wahrscheinlich als Beimischung im Vogelfutter. Früher kam Hanfsamen regelmäßig auf den Tisch. Bauern und Mönche aßen ihn als Brei, in der Suppe oder im Müsli. Aus Hanfmehl buk man leckere Brote. Die große Heilkundlerin und Mystikerin des Mittelalters Hildegard von Bingen (1098–1179) schrieb in der »Physica«, dem naturwissenschaftlich-medizinischen Teil ihres Lebenswerkes, über Hanf: »Sein Same enthält Heilkraft, und er ist für gesunde Menschen heilsam zu essen, und in ihrem Magen ist er leicht und nützlich, so daß er den Schleim einigermaßen aus dem Magen wegschafft, und er kann leicht verdaut werden, er vermindert die üblen Säfte und macht die guten Säfte stark.«
Das Samenöl des Hanfs eignet sich hervorragend zur Zubereitung von Salaten und kalten Gerichten. Hanföl schmeckt frisch und nussig. Reste sollten Sie bald aufbrauchen, da es schnell ranzig wird. Sie müssen jedoch nicht alles in der Küche verwerten. Denn das Öl ist auch ein hervorragendes Massageöl und verwöhnt Ihre Haut. Den Samen können Sie rösten und Salaten untermischen, als Beilage eine Suppe zugeben oder damit Ihr Müsli bereichern.
Hanföl und Hanfsamen erhalten Sie in einem der Hanfhäuser, die derzeit überall in den größeren Städten entstehen, oder im Versandhandel. Fortgeschrittene Reformhäuser und Naturkosthändler bieten ebenfalls Hanfprodukte an.

Rezepte

So bereiten Sie den Hanfsamen vor: Vor der Verwendung in der Küche müssen Sie die Samen reinigen. Am einfachsten ist es, wenn Sie die Samen in eine Schüssel mit Wasser geben. Warten Sie, bis die Schmutzpartikel abgesunken sind, dann können Sie die Samen abschöpfen. Legen Sie die Samen zum Trocknen einfach auf ein Tuch.
Zum Rösten geben Sie die Samen in eine Pfanne ohne Öl. Lassen Sie den Hanf etwa zehn Minuten lang rösten, und passen Sie auf, daß die Samen nicht schwarz werden.

<u>Gurken-Zucchini-Salat mit Melone</u>

Zutaten für 4 Personen: 1 Zucchini, $^1/_2$ Salatgurke und $^1/_4$ Wassermelone quer halbieren, entkernen und in Scheiben schneiden, Saft einer $^1/_2$ Zitrone, 10 schwarze entkernte und in Scheiben geschnittene Oliven, 150 g Naturjoghurt, 2 Eßlöffel Hanföl, 3 Eßlöffel Kräuter (Dill, Sauerampfer, Borretsch, Thymian, Zitronenmelisse), Jodsalz, 1-2 Eßlöffel Zitronensaft, 1 Eßlöffel gerösteter Hanfsamen.
Zubereitung: Zucchini, Gurke und Melone mit Zitronensaft beträufeln, Oliven dazugeben. Aus Joghurt, Hanföl, Kräutern, Salz und Zitronensaft eine Marinade rühren, über Salat geben. Mit Hanfsamen bestreuen.

<u>Exotischer Sellerie-Obst-Salat</u>

Zutaten für 4 Personen: 1 filetierte Orange, 2 in Scheiben geschnittene Bananen, 2 in schmale Spalten geschnittene Äpfel, 200 g geviertelte Litschis, $^1/_2$ Staudensellerie, 150 g Naturjoghurt, Jodsalz, 1 Prise Zucker, weißer Pfeffer, 3 Eßlöffel Zitronensaft, 2 Eßlöffel Pinienkerne, 1 Eßlöffel gerösteter Hanfsamen, $^1/_2$ in dünne Scheiben geschnittene Sternfrucht.
Zubereitung: Obst mit dem Staudensellerie vermischen. Aus Joghurt, Salz, Zucker, Pfeffer und Zitronensaft eine Salatsauce rühren und über den Salat geben. Pinienkerne in eine

Pfanne ohne Fett goldbraun rösten und über den Salat geben. Salat mit Sternfruchtscheiben garnieren und mit Hanfsamen bestreuen.

Frühlingssalat

Zutaten für 4 Personen: 150 g Kopfsalat und 50 g Radicchio, beide gewaschen und geputzt, 100 g in Scheiben geschnittene Radieschen, 100 g gehobelte Salatgurke, 20 g in Ringe geschnittene Frühlingszwiebeln, 20 g fein gehackte Zwiebeln, je $^1/_2$ Bund fein geschnittene Petersilie und Schnittlauch, 2 Eßlöffel Essig, 1 Eßlöffel Hanföl, Jodsalz, schwarzer Pfeffer, 1 Eßlöffel gerösteter Hanfsamen.

Zubereitung: Kopfsalat, Radicchio, Salatgurke, Frühlingszwiebeln, Zwiebeln, Petersilie und Schnittlauch in eine Schüssel geben. Aus Salat, Hanföl, Salz und Pfeffer eine Salatmarinade rühren, kurz vor dem Servieren über den Salat geben und untermengen. Salat mit Hanfsamen bestreuen.

Sommerlicher Salat

Zutaten für 4 Personen: 1 zerpflückter Eisbergsalat, 150 g junge Spinatblätter, 2 Tomaten und 1 rote Paprika, beide in Scheiben geschnitten, 200 g blättrig geschnittene Champignons, 1 kleine gewürfelte Honigmelone, 2 Eßlöffel kleingeschnittene Kresse, 150 g Naturjoghurt (3,5 % Fett), 150 g saure Sahne (10 % Fett), 2 Eßlöffel Essig, Jodsalz, schwarzer Pfeffer, 2 Eßlöffel Kräuter (Pimpinelle, Estragon, Liebstöckel, Zitronenmelisse), 1 Eßlöffel in feine Röllchen geschnittener Schnittlauch, 1 Eßlöffel gerösteter Hanfsamen.

Zubereitung: Eisbergsalat, Spinat, Tomaten, Paprika, Champignons, Honigmelone und Kresse vermengen. Aus Joghurt, saurer Sahne, Essig, Salz, Pfeffer, Kräutern und Schnittlauch eine Marinade rühren, über Salat geben, mit Hanfsamen bestreuen.

Spinatsalat

Zutaten für 4 Personen: 1 filetierte Orange, 250 g verlesener Spinat, 50 g gestiftelter Edamer (30 % Fett i. Tr.), 300 g Naturjoghurt (1,5 % Fett), 1 Eßlöffel Hanföl, 1 Eßlöffel Zitronensaft, 1 Eßlöffel Orangensaft, Pfeffer, 1 Prise Zucker, Jodsalz, 1 Eßlöffel grob gehackte Haselnüsse, 1 Eßlöffel gerösteter Hanfsamen.

Zubereitung: Orange, Spinat und Edamer in eine Schüssel geben. Aus Joghurt, Hanföl, Zitronen- und Orangensaft, Pfeffer, Zucker und Salz eine Salatmarinade herstellen. Marinade über Salatzutaten gießen, mit Haselnüssen und Hanfsamen bestreuen. Sofort servieren und erst am Tisch mischen.

Weizenvollkornsuppe

Zutaten für 4 Personen: 1 l Wasser, 1 Eßlöffel gekörnte Gemüsebrühe, 1 Ei, 80 – 100 ml Milch (3,5 % Fett), 60 g Weizenmehl Type 1050, geriebene Muskatnuß, Jodsalz, 2–3 Eßlöffel süße Sahne (30 % Fett).

Zum Bestreuen: 2 Eßlöffel klein geschnittene Kräuter, 1 Eßlöffel gerösteter Hanfsamen.

Zubereitung: Wasser mit Gemüsebrühe erhitzen. Ei mit Milch und Mehl verrühren, in heiße, aber nicht kochende Brühe einrühren. Anschließend 2–3 Minuten unter ständigem Rühren ausquellen lassen. Brühe darf dabei nicht kochen. Mit Muskat und Jodsalz würzen. Vor dem Servieren mit süßer Sahne verfeinern, mit Kräutern bestreuen.

Tomatencremesuppe

Zutaten für 4 Personen: 200 g in Ringe geschnittener Lauch, 100 g in Scheiben geschnittene Möhren, 1 fein gewürfelte Zwiebel, 400 g kleingeschnittene Fleischtomaten, 2 Eßlöffel Pflanzenöl, 1 Teelöffel Mehl Type 1050, 750 ml Gemüsebrühe, 3 Eßlöffel süße Sahne (30 % Fett), Jodsalz, Pfeffer.

Zum Bestreuen: 1 Eßlöffel fein geschnittener Schnittlauch, 1 Eßlöffel gerösteter Hanfsamen.

Zubereitung: Lauch, Möhren, Zwiebel und Fleischtomaten in

Pflanzenöl andünsten, mit Mehl bestäuben, mit Gemüsebrühe auffüllen. Suppe ca. 20 Minuten köcheln. Anschließend durch ein Sieb streichen, mit süßer Sahne verrühren. Kurz erhitzen, mit Salz und Pfeffer abschmecken. Mit Schnittlauch und Hanfsamen bestreuen.

Zucchini-Champignon-Suppe

Zutaten für 4 Personen: 200 g gestiftelte Zucchini, 150 g blättrig geschnittene Champignons, 1 Eßlöffel Pflanzenöl, 400 ml Gemüsebrühe, 1 verquirltes Ei, Jodsalz, schwarzer Pfeffer.
Zum Bestreuen: 1 Eßlöffel fein geschnittener Schnittlauch, 1 Eßlöffel gerösteter Hanfsamen.
Zubereitung: Zucchinistifte und Champignons in Pflanzenöl andünsten, mit Gemüsebrühe auffüllen, ca. 10 Minuten köcheln. Langsam das verquirlte Ei einrühren, mit Salz und Pfeffer würzen. Mit Schnittlauch und Hanfsamen bestreut servieren.

Grünkernklößchen-Suppe

Zutaten für 4 Personen: 30 g Butter, 60 ml Wasser, 60 ml Milch (3,5 % Fett), geriebene Muskatnuß, Jodsalz, 70 g Grünkernmehl, 1 verquirltes Ei, 750 ml Gemüsebrühe.
Zum Bestreuen: 1 Eßlöffel fein geschnittener Schnittlauch, 1 Eßlöffel geröstete Hanfsamen.
Zubereitung: Butter, Wasser, Milch, Muskat und Salz in einen Topf geben. Wenn Flüssigkeit kocht, Grünkernmehl auf einmal hineingeben und mit einem Holzlöffel so lange kräftig rühren, bis ein Kloß entsteht. Auf dem Topfboden bildet sich eine dünne weiße Haut. Masse in kalte Schüssel geben, kurze Zeit abkühlen lassen. Verquirltes Ei unterrühren und Masse mit Salz und Muskat sehr pikant würzen. Gemüsebrühe erhitzen. Mit zwei Teelöffeln oder angefeuchteten Händen kleine Klößchen formen. Diese in kochende Brühe geben. Bei geschlossenem Deckel ca. 10 Minuten gar ziehen lassen. Mit Schnittlauch und Hanfsamen bestreut servieren.

Gemüsesuppe Julienne

Zutaten für 4 Personen: 200 g Möhren, 140 g Sellerie und 200 g Lauch, 250 g Wirsing, ersatzweise Weißkohl, alles in feine Streifen geschnitten, 2 Eßlöffel Pflanzenöl, 1 l Wasser, 3 Eßlöffel Gemüsebrühe (Instantprodukt), Jodsalz.
Zum Bestreuen: 1 Eßlöffel fein gewiegte Petersilie, 1 Eßlöffel geröstete Hanfsamen.
Zubereitung: Möhren, Sellerie, Lauch und Wirsing (oder Weißkohl) in heißem Pflanzenöl andünsten. Wasser zugießen, aufkochen, Gemüsebrühe einstreuen. Ca. 10–15 Minuten bei schwacher Hitze garen. Mit Salz abschmecken, vor dem Servieren mit Petersilie und Hanfsamen bestreuen.

Brokkolisuppe

Zutaten für 4 Personen: 1 Teelöffel Margarine, 1 fein gewürfelte Zwiebel, kleingeschnittene Brokkolistiele, $^1/_2$ l Gemüsebrühe, 200 g Blumenkohl und 350 g Brokkoli, beide in Röschen geschnitten, 2 Eßlöffel süße Sahne (30 % Fett), 3 Eßlöffel saure Sahne (10 % Fett), geriebene Muskatnuß, Jodsalz, schwarzer Pfeffer, 2 Eßlöffel Zitronensaft.
Zum Bestreuen: 1 Kästchen geschnittene Kresse, 1 Eßlöffel geröstete Hanfsamen
Zubereitung: Margarine in Topf zerlassen, Zwiebel glasig dünsten und Brokkolistiele hinzufügen. Mit Gemüsebrühe angießen, 5 Minuten zugedeckt köcheln. Blumenkohl- und Brokkoliröschen dazugeben, 5 Minuten garen. Hälfte der Blumenkohl- und Brokkoliröschen mit einem Schaumlöffel herausnehmen und beiseite stellen. Übriges Gemüse mit Brühe pürieren und in Topf zurückgeben. Süße und saure Sahne hinzufügen. Mit Muskat, Pfeffer, Salz und Zitronensaft abschmecken. Blumenkohl- und Brokkoliröschen in heiße Suppe geben, in geschlossenem Topf nochmals 5 Minuten durchziehen lassen. Suppe vor dem Servieren mit Kresse und Hanfsamen bestreuen.

Paprikasuppe

Zutaten für 4 Personen: 3 rote in Stücke geschnittene Paprikaschoten, 1 durchgepreßte Knoblauchzehe, 1 fein gehackte Zwiebel, 2 Eßlöffel Pflanzenöl, $^1/_2$ l Gemüsebrühe, 1 Teelöffel edelsüße Paprika, 75 ml süße Sahne (30 % Fett), 1 Eßlöffel geröstete Hanfsamen.
Zubereitung: Paprika, Knoblauch und Zwiebelwürfel in heißem Öl andünsten. Gemüsebrühe zugießen und 30 Minuten bei kleiner Hitze kochen. Suppe im Mixer oder mit dem Schneidestab des Handrührgerätes pürieren. Mit Edelsüßpaprika abschmecken. Sahne halbsteif schlagen, auf die Suppe geben, mit Paprikawürfel und Hanfsamen bestreuen.

Grünkernsuppe mit Spinat

Zutaten für 4 Personen: 20 g Butter, 100 g Grünkernmehl, 1 l Gemüsebrühe, 100 g grob gehackter Blattspinat, 4 Eßlöffel süße Sahne (30 % Fett), Jodsalz, schwarzer Pfeffer, geriebene Muskatnuß.
Zum Bestreuen: 1 Eßlöffel fein gewiegte Petersilie, 1 Eßlöffel geröstete Hanfsamen.
Zubereitung: Butter zerlassen, Grünkernmehl unter Rühren kurze Zeit anschwitzen. Gemüsebrühe hinzugießen, mit Schneebesen durchschlagen. Kurz aufkochen. Blattspinat zufügen. Suppe mit süßer Sahne, Salz, Pfeffer und Muskat abschmecken. Vor dem Servieren mit Petersilie und Hanfsamen bestreuen.

Johannisbeeren

Die aus Asien stammende schwarze Johanisbeere (*Ribes nigrum*) ist ebenfalls eine alte Kultur- und Heilpflanze. Ihre dunkelvioletten Früchte enthalten reichlich Vitamin C. Man ißt die Beeren roh oder verarbeitet sie zu Saft, Gelee oder Mus. Aus den Blättern bereitet man Tee mit vielfältigen Heilwirkungen. Er treibt den Harn und stärkt die Abwehrkräfte. In der Kräutermedizin

trinkt man ihn vor allem bei Entzündungen der Harnwege, Gicht und Rheuma. Der Volksmund nannte die schwarze Johannisbeere früher auch Gichtstock.
Das Samenöl der schwarzen Johannisbeere enthält 15 bis 19 Prozent Gamma-Linolensäure. Die rote Johannisbeere (*Ribes rubrum*) hat in ihren Samen ebenfalls Gamma-Linolensäure, nämlich vier bis sechs Prozent.

Rezepte

Fruchtiger Eichblattsalat mit Sonnenblumenkernen

Zutaten für 4 Personen: 1 Eßlöffel Sonnenblumenkerne, 100 g pürierte rote Johannisbeeren, 2 Eßlöffel Walnußöl, 1 Teelöffel Sonnenblumenöl, ½ Teelöffel Jodsalz, 1 Eßlöffel grüner Pfefferkörner, 1 in Scheiben geschnittene Banane, Saft einer Zitrone, 1 zerpflückter Eichblattsalat, 50 g rote Johannisbeeren.
Zubereitung: Sonnenblumenkerne in einer trockenen Pfanne bei mittlerer Hitze goldgelb rösten. Beerenmus mit Ölen, Jodsalz und Pfefferkörnern vermengen. Bananenscheiben mit Zitronensaft beträufeln. Eichblattsalat, Banane und Johannisbeeren vermengen, Marinade unterheben, mit Sonnenblumenkernen bestreuen.

Entenbrustsalat mit Johannisbeeren

Zutaten für 4 Personen: 350 g Entenbrustfilet mit Haut, Jodsalz, gemahlener weißer Pfeffer, 250 g rote Johannisbeeren, 2 Eßlöffel Balsamico-Essig, 1 fein gewürfelte Frühlingszwiebel, 1 Zweig grob gehackte Zitronenmelisse, 3 Eßlöffel Pflanzenöl, 1 Kopfsalat, Alufolie zum Einwickeln.
Zubereitung: Entenbrust kräftig mit Salz und Pfeffer würzen. In einer trocken erhitzten Pfanne zuerst auf der Hautseite braten, anschließend unter häufigem Wenden ringsum ca. 15 Minuten fertigbraten. Etwas abkühlen lassen, Haut ablösen. Fleisch in Alufolie wickeln. Haut von überflüssigem Fett befreien, in schmale Streifen schneiden, beiseite stellen. Johannisbeeren bis auf

einige Rispen abstreifen. Ca. 50 g der Beeren passieren. Aus passierten Beeren, Essig, Frühlingszwiebel, Zitronenmelisse und Pflanzenöl eine Marinade rühren. Entenbrust aus der Alufolie nehmen, in dünne Streifen schneiden, mit inneren Salatblättern und Johannisbeeren auf einer Platte anrichten. Salat mit Sauce beträufeln. Entenhaut knusprig ausbraten, etwas abkühlen lassen und über den Salat streuen. Mit übrigen Johannisbeerrispen garnieren, sofort servieren.

Johannisbeerquarkspeise

Zutaten für 4 Personen: 100 g rote Johannisbeeren (auch tiefgefroren), 250 g Quark (40 % Fett), 150 ml Milch (3,5 % Fett), 50 g Zucker, 1 Eßlöffel Zitronensaft.
Zubereitung: Johannisbeeren auftauen, im Mixer pürieren. Quark, Milch und Zucker unterrühren. Quarkspeise mit Zitronensaft abschmecken und in Portionsschälchen füllen.

Beerenmüsli

Zutaten für 4 Personen: 60 g Vollkornweizenflocken, 20 g grobe Haferflocken, 100 g grob geraspelter Apfel, 50 g in Scheiben geschnittene Banane, 100 g Johannisbeeren, 1 Eßlöffel Zitronensaft, 100 ml Buttermilch, 100 ml Fruchtnektar (z. B. Johannisbeeren), 1 Prise Zimt, 10 g Haselnüsse.
Zubereitung: Weizen- und Haferflocken in eine Schüssel geben. Mit Apfelraspeln, Bananenscheiben und Johannisbeeren mischen, mit Zitronensaft beträufeln. Buttermilch und Fruchtnektar unterrühren. Mit Zimt abschmecken und mit Haselnüssen bestreuen.

Buttermilchdessert

Zutaten für 4 Personen: 1/2 l Buttermilch, 6 Eßlöffel süße Sahne (30 % Fett), abgeriebene Schale und Saft 1/2 Zitrone (unbehandelt), 4–5 Eßlöffel Zucker, 1 Prise Salz, 8 Blatt Gelatine, 250 g Johannisbeeren.

Zubereitung: Buttermilch, süße Sahne, Zitronensaft sowie Zitronenschale schaumig schlagen. Zucker und Salz zugeben. Gelatine nach Vorschrift auflösen, leicht abkühlen lassen, unter Rühren (Schneebesen) in Buttermilch geben. Creme in Portionsgläser füllen, im Kühlschrank erstarren lassen. Anschließend mit den frischen Früchten garnieren.

Johannisbeeren mit Vanillesauce

Zutaten für 4 Personen: 150 g Weizenschrot, 50 g brauner Zucker, 75 g Butter, 500 g Johannisbeeren, 6 Eßlöffel Orangensaft, 4 Eßlöffel Zitronensaft, 50 g Honig, 50 g grob gehackte Mandeln, 1 Vanilleschote, 1/4 l Milch (3,5 % Fett), 30 g Honig, 2 Eigelb.

Zubereitung: Weizenschrot und Zucker mischen, Butter in Flöckchen dazugeben. Alles zu Streuseln verkrümeln, kalt stellen. Ofen auf 175 °C vorheizen. Johannisbeeren in 4 feuerfeste Formen oder in eine große Auflaufform geben. Orangen-, Zitronensaft und Honig leicht erwärmen, bis Honig sich gelöst hat. Gleichmäßig über die Johannisbeeren gießen. Mandeln über die Johannisbeeren streuen, Streusel darüber geben. Im Backofen bei 175 °C ca. 40 Minuten backen. Vanilleschote längs aufschlitzen, Mark herauskratzen. Schote, Mark, Milch und Honig erhitzen, 2–3 Minuten leise kochen lassen. Schote entfernen. Eigelbe mit etwas heißer Milch verrühren, langsam in die nicht mehr kochende Milch gießen. Mischung unter ständigem Rühren erhitzen, bis Sauce bindet. Anschließend im Wasserbad kalt rühren.

Rote Grütze

Zutaten für 6–8 Personen: $^{3}/_{4}$ l schwarzer Johannisbeersaft, $^{1}/_{4}$ l Wasser, 120 g Zucker, 100 g Speisestärke, 300 g Erdbeeren, 300 g Johannisbeeren, 250 g Himbeeren, 250 g Kirschen.
Zubereitung: Johannisbeersaft, Wasser und Zucker erhitzen, Speisestärke einrühren und aufkochen lassen. Früchte vorsichtig unterheben. Die Rote Grütze in eine Glasschüssel füllen und abkühlen lassen. Nach Geschmack Vanillesoße oder etwas Sahne dazureichen.

Schwarzkümmel

Der Schwarzkümmel (*Nigella sativa*) kommt aus dem Vorderen Orient. Seine kleinen dreikantigen, dunklen Samen lassen sich vielfältig verwenden. Er ist in Küche und Backstube als Gewürz beliebt. Kümmel verbessert den Geschmack und macht schwerverdauliche Speisen bekömmlicher. Schwarzkümmel-Tee hilft bei Verdauungsproblemen wie Blähungen, Gallenleiden, Darmkrämpfen und Durchfall. Bei stillenden Müttern soll er die Milchbildung fördern.
Das Samenöl des Schwarzkümmels enthält rund 100 verschiedene Wirkstoffe, darunter reichlich mehrfach ungesättigte Fettsäuren und etwas Gamma-Linolensäure. Der genaue Gehalt ist allerdings nicht bekannt.

Hauptgerichte

Linsencurry

Zutaten für 4 Personen: 150 g getrocknete Aprikosen, 50 g Weizen, 300 g gestiftelte Möhren, 1 Bund in Ringe geschnittene Lauchzwiebeln, 1 Knoblauchzehe, 250 g Linsen, 1 Eßlöffel Gemüsebrühe, 2–3 Eßlöffel Curry, 1 Teelöffel gemahlener Koriander, $^{1}/_{2}$ Teelöffel Kreuzkümmel, 1 Eßlöffel Schwarzkümmelsamen, Jodsalz, Pfeffer, 1 Eßlöffel Zitronensaft.

Zubereitung: Aprikosen 12 Stunden in 250 ml Wasser einweichen. Weizenkörner in 250 ml Wasser aufkochen, 12 Stunden quellen lassen. Möhren, Lauchzwiebeln, Knoblauch, Weizen, Aprikosen, gesamtes Einweichwasser und Linsen in einen Topf geben. 500–600 ml Wasser, Gemüsebrühe, Curry, Koriander, Kreuzkümmel und Schwarzkümmelsamen ebenfalls zugeben und alles ca. 30 Minuten köcheln. Kurz vor Ende der Garzeit mit Jodsalz, Pfeffer und Zitronensaft abschmecken.

Exotisches Linsengemüse

Zutaten für 4 Personen: 1 gewürfelte Möhre, 1 gewürfelte Zwiebel, 1 durchgepreßte Knoblauchzehe, 50 g getrocknete eingeweichte und geviertelte Aprikosen, 250 g eingeweichte rote Linsen, 50 g eingeweichter Weizen, 2 Eßlöffel Pflanzenöl, Jodsalz, Pfeffer, 1 Eßlöffel Curry, $^1/_2$ Teelöffel Koriander, Kümmel, 1 Eßlöffel Zitronensaft, 50 g ungesalzene Erdnüsse, 1 Eßlöffel Schwarzkümmelsamen.
Zubereitung: Möhren, Zwiebel, Knoblauch, Aprikosen, Linsen und Weizen in Pflanzenöl anbraten. Mit Einweichwasser aufgießen, ca. 20 Minuten garen. Linsengemüse mit Jodsalz und Pfeffer würzen, mit Curry, Koriander, Kümmel und Zitronensaft abschmecken. Vor dem Servieren Erdnüsse und Schwarzkümmelsamen unterheben.

Sauerkrautgratin mit Kräuterkartoffeln

Zutaten für 4 Personen: 100 g in Streifen geschnittene rote Paprika, 750 g frisches Sauerkraut, 4 Eier, 400 g saure Sahne (10 % Fett), Jodsalz, Pfeffer, Thymian, Majoran, 1 Eßlöffel Schwarzkümmelsamen, 1 Bund kleingeschnittene Petersilie, 800 g Kartoffeln, Fett für die Auflaufform.
Zubereitung: Paprikastreifen und Sauerkraut mischen, Masse in gefettete Auflaufform geben. Eier und saure Sahne verquirlen, mit Gewürzen kräftig abschmecken, Hälfte der Petersilie untermengen. Gratin bei 200 °C ca. 15 bis 20 Minuten überbacken.

Kartoffeln in Wasser ca. 20 Minuten garen, mit restlicher Petersilie bestreuen, zum Gratin servieren.

Chinesische Gemüsepfanne

Zutaten für 4 Personen: 2 Eßlöffel Pflanzenöl, 200 g Sojakeimlinge, 200 g Radieschensprossen, 200 g in Streifen geschnittener Chinakohl, 200 g in feine Ringe geschnittener Lauch, 200 g in Scheiben geschnittene Möhren, 120 g gewürfelter Sellerie, 80 g gewürfelte Tomaten, 100 ml Gemüsebrühe, 200 g gegarter Vollkornreis, Jodsalz, schwarzer Pfeffer, Kurkuma, Paprika, 2 Eßlöffel Sojasauce, 2 Eßlöffel Sesamsaat, 1 Eßlöffel zerstoßene Schwarzkümmelsamen.
Zubereitung: Pflanzenöl in einer Pfanne erhitzen, vorbereitetes Gemüse darin andünsten. Mit Gemüsebrühe auffüllen, ca. 5 Minuten köcheln. Reis unterheben, mit Jodsalz, Pfeffer, Kurkuma, Paprika und Sojasauce abschmecken. Vor dem Servieren mit Sesamsaat und Schwarzkümmelsamen bestreuen.

Kichererbsenpfanne

Zutaten für 4 Personen: 5 g getrocknete chinesische Pilze, 2 Eßlöffel Pflanzenöl, 1 durchgepreßte Knoblauchzehe, 1 Stange in feine Ringe geschnittener Lauch, 100 g Staudensellerie und 250 g Möhren, beide in dünne Scheiben geschnitten, 400 g Kichererbsensprossen, 70 ml Sojasauce, 250 ml Wasser, 1 Teelöffel Gemüsebrühe, 1 Lorbeerblatt, etwas Honig, Kurkuma, Thymian, Salbei, Jodsalz, Pfeffer, 1 Teelöffel Schwarzkümmelsamen.
Zubereitung: Pilze in Wasser einweichen. Pflanzenöl erhitzen, Knoblauch darin andünsten. Gemüse zugeben und mit andünsten. Sprossen waschen. Pilze in Streifen schneiden und beides dem Gemüse zugeben. Sojasauce, Wasser, Gemüsebrühe, Lorbeerblatt und etwas Honig dazugeben und aufkochen. Mit Kurkuma, Thymian und Salbei würzen und bei geringer Hitze 10 Minuten köcheln. Vor dem Servieren mit Jodsalz und Pfeffer abschmecken, mit Schwarzkümmelsamen bestreuen.

Pellkartoffeln mit verschiedenen Quarkdips

Zutaten für 4 Personen: 1 kg Pellkartoffeln.
Zutaten für Käsedip: 250 g Quark, 4 Eßlöffel Milch, 50 g grob geriebener Emmentaler, 1 sehr fein gehackte Zwiebel, 1 Teelöffel Kümmel, Jodsalz, schwarzer Pfeffer, 1 Teelöffel Schwarzkümmelsamen.
Zutaten für Sardellendip: 250 g Quark, 4 Eßlöffel Milch, 2-3 fein gehackte Sardellenfilets, $^{1}/_{2}$ geriebene Zwiebel, 2 Teelöffel Kapern, 1 Teelöffel Schwarzkümmelsamen.
Zutaten für Paprikadip: 250 g Quark, 3 Eßlöffel Milch, 1 fein gehackte rote Paprikaschote, 1 fein gehackte Zwiebel, $^{1}/_{2}$ Bund in feine Röllchen geschnittener Schnittlauch, Jodsalz, schwarzer Pfeffer, 1 Teelöffel Schwarzkümmelsamen.
Zutaten für Schinkendip: 250 g Quark, 4 Eßlöffel Milch, 80 g fein gewürfelter gekochter Schinken, 1 fein gehackte Zwiebel, $^{1}/_{2}$ Bund in feine Röllchen geschnittener Schnittlauch, Paprikapulver, Jodsalz, schwarzer Pfeffer, 1 Teelöffel Schwarzkümmelsamen.
Zubereitung: Die jeweiligen Zutaten miteinander verrühren und zusammen mit den Pellkartoffeln servieren.

Überraschungskopfsalat

Zutaten für 4 Personen: 500 g Quark (40 % Fett), 1 Becher Naturjoghurt (3,5 % Fett), Jodsalz, schwarzer Pfeffer, edelsüße Paprika, 1 fein gehackte Zwiebel, 3 fein gehackte Knoblauchzehen, $^{1}/_{2}$ grob geraspelte Salatgurke, 1 Bund fein gewiegter Dill, 1 großer Kopfsalat, 200 g halbierte Cocktailtomaten, 100 g entsteinte schwarze Oliven, 1 Teelöffel Schwarzkümmelsamen.
Zubereitung: Quark, Joghurt, Salz, Pfeffer und Paprika verrühren. Zwiebel, Knoblauch, Gurke und Dill unterheben. Das Innere des Kopfsalates in feine Streifen schneiden und ebenfalls unter die Quarkmasse geben. Den Kopfsalat mit der Quarkmasse füllen und mit Cocktailtomaten und Oliven garnieren, mit Schwarzkümmelsamen bestreuen. Salat mit einem scharfen Messer vierteln und servieren.

Koriander-Kümmel-Brezeln

Zutaten für 4 Personen: 500 g Weizenvollkornmehl, 1 Teelöffel Jodsalz, 1 Teelöffel gemahlener Koriander, 300 ml lauwarme Vollmilch, 30 g frische Hefe.

Zum Bestreichen: 3 Eßlöffel lauwarme Vollmilch, 1 Teelöffel ganze Korianderkörner, 1 Teelöffel ganzer Schwarzkümmelsamen.

Zubereitung: Weizenvollkornmehl mit Gewürzen mischen. Vollmilch mit Hefe verrühren, bis Hefe aufgelöst ist, zum Mehl geben. Zutaten zu einem glatten Teig verarbeiten, zugedeckt ca. 1 Stunde gehen lassen, bis sich Volumen in etwa verdoppelt hat. Anschließend den Teig nochmals durchkneten, in 8 Stücke teilen, auf einer bemehlten Fläche ca. 40 cm lange und 1 cm dicke Rollen formen und zu Brezeln zusammenlegen. Brezeln mit Milch bestreichen und mit Korianderkörnern und Schwarzkümmelsamen bestreuen. Brezeln nochmals 10 Minuten gehen lassen. Im Backofen bei 220 °C ca. 30–35 Minuten auf der mittleren Schiene backen.

Salatdressings

Sahne-Joghurt-Dressing mit Kräutern

Zutaten für 4 Personen: 150 g Naturjoghurt (3,5 % Fett), 50 g süße Sahne, $^1/_2$ Bund gehackter Basilikum, $^1/_2$ Bund fein gewiegter Dill, $^1/_2$ Bund in Röllchen geschnittener Schnittlauch, $^1/_2$ Bund kleingeschnittene Petersilie, 1 fein gewürfelte Zwiebel, 2 durchgepreßte Knoblauchzehen, Jodsalz, weißer Pfeffer, 1 Teelöffel Schwarzkümmelsamen.

Zubereitung: Naturjoghurt mit süßer Sahne glattrühren. Basilikum, Dill, Schnittlauch, Petersilie, Zwiebel und Knoblauch vorsichtig unter Joghurtsahne heben, mit Jodsalz und Pfeffer abschmecken, Schwarzkümmelsamen einrühren.

Crème-fraîche-Senf-Dressing

Zutaten für 4 Personen: 2 Eßlöffel körniger Rotisseur-Senf, 1 Teelöffel Dijon-Senf, 1 Eßlöffel Weißweinessig, $^1/_2$ Teelöffel Zucker, 150 g Crème fraîche, Jodsalz, weißer Pfeffer, 1 Teelöffel Schwarzkümmelsamen.
Zubereitung: Rotisseur- und Dijon-Senf mit Weißweinessig und Zucker glattrühren. Senfmischung in Crème fraîche einrühren und cremig schlagen, mit Jodsalz und Pfeffer würzen, Schwarzkümmelsamen unterheben.

Roquefort-Sahne-Dressing

Zutaten für 4 Personen: 50 g gewürfelter Roquefort, 5 Eßlöffel süße Sahne, 3 Eßlöffel Naturjoghurt (3,5 % Fett), 1 Eßlöffel Balsamico-Essig, 1 Eßlöffel Weißweinessig, 2 Eßlöffel Mineralwasser, weißer Pfeffer, 1 Teelöffel Schwarzkümmelsamen.
Zubereitung: Schimmelkäse zusammen mit süßer Sahne und Naturjoghurt im Mixer pürieren. Masse mit Balsamico-Essig, Weißweinessig und Mineralwasser aufschlagen, mit Pfeffer abschmecken, Schwarzkümmelsamen unterheben.

Knoblauchdressing

Zutaten für 4 Personen: 2 durchgepreßte Knoblauchzehen, Jodsalz, 150 g Naturjoghurt (3,5 % Fett), 50 g gemahlene Mandeln, 1 Eßlöffel Distelöl, 2 Eßlöffel Zitronensaft, 1 Eßlöffel kleingeschnittene Petersilie, 1 Teelöffel Schwarzkümmelöl.
Zubereitung: Knoblauchmus mit Jodsalz vermengen. Mit Naturjoghurt, Mandeln, Distelöl und Zitronensaft verrühren. Petersilie und Schwarzkümmelöl unterheben.

Olivenöl-Zitronen-Dressing

Zutaten für 4 Personen: 125 ml Olivenöl, 4 Eßlöffel Zitronensaft, 1 Messerspitze gemahlenes Senfpulver, $^1/_2$ Teelöffel Jodsalz, schwarzer Pfeffer, 2 Eßlöffel kleingeschnittene Petersilie, 1 Teelöffel Schwarzkümmelsamen.
Zubereitung: Olivenöl und Zitronensaft mischen, mit Schnee-

besen kräftig durchschlagen, bis eine homogene Masse entsteht. Senfpulver, Salz und Pfeffer zugeben und verrühren. Petersilie und Schwarzkümmel darüberstreuen und vermengen.

Brote und Brötchen

Kräuterbrot mit Zwiebeln

Zutaten für eine Kastenform (ca. 25 cm): 600 g Weizenvollkornmehl, 1 Würfel Hefe, $^1/_4$ l lauwarmes Wasser, 50 g Butter, 200 g Crème fraîche, 1 Teelöffel Jodsalz, 1 fein gewürfelte Zwiebel, 1 Teelöffel Butter, 1 Bund in feine Röllchen geschnittener Schnittlauch, 1 Bund fein gewiegter Dill, 1 Teelöffel Schwarzkümmelsamen.

Zubereitung: Aus Vollkornmehl, Hefe, Wasser, Butter, Crème fraîche und Salz einen Hefeteig zubereiten, ca. 20 Minuten gehen lassen. Zwiebel in Butter andünsten, zusammen mit Kräutern unter den Hefeteig kneten. Teig weitere 60 Minuten gehen lassen. Nochmals den Teig durchkneten und in eine gefettete, leicht bemehlte Kastenform geben, mit Schwarzkümmelsamen bestreuen. Im Backofen bei 200 °C ca. 60–70 Minuten backen.

Weizenvollkornbrötchen

Zutaten für 16 Brötchen: 30 g Hefe, 350 ml Wasser, 500 g fein gemahlener Weizen, 10 g Jodsalz, etwas Streumehl.

Zum Bestreuen: Mohn, Schwarzkümmelsamen.

Zubereitung: Hefe in wenig Wasser auflösen, anschließend gesamte Wassermenge zugeben. Mehl und Salz zügig einarbeiten, Teig ca. 15–20 Minuten gehen lassen. Teig kräftig durchkneten, 16 Brötchen daraus formen. Brötchen mit Wasser bepinseln und in Mohn und Schwarzkümmelsamen wälzen. Brötchen weitere 15 Minuten gehen lassen, im Backofen bei 250 °C ca. 15 Minuten backen. Während der Backzeit eine feuerfeste Form mit $^1/_4$ Liter Wasser in den Backofen stellen.

Knusprige Sesamecken

Zutaten für etwa 70 Stück (1 Backblech): 50 g Sesamsamen, 70 g weiche Butter, 1 großes Ei, 1 Eßlöffel trockener Weißwein, $^1/_2$ Teelöffel Jodsalz, $^1/_2$ Teelöffel Cayennepfeffer, 100 g geriebener Käse (z. B. Emmentaler), 100 g fein gemahlenes Weizenvollkornmehl, 1 Eßlöffel Schwarzkümmelsamen.

Zubereitung: Sesamsamen in einer Pfanne unter Rühren goldgelb rösten, anschließend abkühlen. Butter mit Ei, Wein, Salz und Cayennepfeffer verrühren. Sesam und Käse zugeben. Zum Schluß Mehl unterkneten, Teig 20 Minuten zugedeckt kühl stellen. Teig 3 mm dick ausrollen, Quadrate von 4–5 cm Seitenlänge ausrädeln, in Dreiecke teilen, auf ein Backblech legen und mit Schwarzkümmelsamen bestreuen. Im Backofen bei 200 °C ca. 15 Minuten hellgelb backen.

Quarkbrötchen

Zutaten für 1 Blech: 300 g fein gemahlener Dinkel oder Weizen, 2 Teelöffel Backpulver, 250 g Magerquark, 4 Eßlöffel Pflanzenöl, 1 Teelöffel Jodsalz.

Zum Bestreuen: Mohn, Schwarzkümmelsamen, Leinsamen.

Zubereitung: Mehl und Backpulver vermengen. Quark, Öl und Salz zugeben, mit dem Mixer knapp eine Minute rühren (nicht länger, sonst klebt der Teig). Aus dem Teig 10 Kugeln formen, mit Wasser bestreichen und mit den Saaten bestreuen. Brötchen kreuzweise einschneiden, auf gefettetes Backblech setzen. Im Backofen bei 180 °C ca. 20–25 Minuten backen.

Russisches Brot

Zutaten für ein Brot: 375 g Roggenschrot, 375 g Weizenvollkornmehl, 1 Eßlöffel Jodsalz, 1 Teelöffel Zucker, 1 Eßlöffel Schwarzkümmelsamen, 40 g Hefe, $^1/_2$ l lauwarmes Wasser, 150 g Sauerteig (Fertigprodukt).

Außerdem: Mehl zum Bearbeiten, Backpapier.

Zubereitung: Roggenschrot und Weizenvollkornmehl mit Salz, Zucker und Kümmel in einer Schüssel mischen. Hefe in Wasser bröckeln, verrühren und ca. 5 Minuten gehen lassen. Auf das Mehl gießen, Sauerteig zugeben und alles in einem einheitlichen glatten Teig verkneten. Teig zugedeckt ca. 30 Minuten gehen lassen. Teig nochmals durchkneten und weitere 20 Minuten gehen lassen. Teig zu einem runden Laib formen und auf ein mit Backpapier ausgelegtes Backblech legen. Im vorgeheizten Backofen auf mittlerer Einschubleiste ca. 1 Stunde bei 220 °C backen. Zwischendurch mehrmals mit Wasser bestreichen.

Würziges Brot

Zutaten für 2 Brote: 600 g Weizenvollkornmehl, 400 g Roggenvollkornmehl, 2 Eßlöffel Jodsalz, 1 Teelöffel Fenchelsamen, 1 Eßlöffel Koriander (gemahlen), 1 Eßlöffel Schwarzkümmelsamen, 2 Teelöffel Anis (gemahlen), 80 g Hefe, 650 ml Wasser (lauwarm).
Außerdem: Mehl zum Bearbeiten, Backpapier.
Zubereitung: Mehle mit Salz, Fenchel und übrigen Gewürzen in einer Schüssel mischen. Zerbröckelte Hefe mit Wasser verrühren, zum Teig geben und alles zu einem glatten Teig verkneten. Teig zugedeckt solange ruhen lassen, bis sich sein Volumen verdoppelt hat. Teig nochmals durchkneten, in zwei Portionen teilen, aus jeder Portion einen Laib formen, auf ein mit Backpapier ausgelegtes Backblech legen. Brotlaibe nochmals 20 Minuten ruhen lassen. Oberfläche kreuzweise einritzen. Brote bei 200–220 °C ca. 1 Stunde im vorgeheizten Backofen auf der mittleren Einschubleiste backen.

Herzhaftes Landbrot

Zutaten für 2 Brote: 600 g Roggenvollkornschrot, 150 g Roggenmehl, 2 Teelöffel Jodsalz, 40 g Hefe, 1 Teelöffel Zucker, $^1/_2$ l Wasser (lauwarm), 150 g Sauerteig (Fertigprodukt), 100 g Kürbiskerne, 100 g Sonnenblumenkerne.
Außerdem: Mehl zum Bearbeiten, Backpapier, Roggenvollkornschrot zum Bestäuben, 1–2 Teelöffel Schwarzkümmelsamen.

Zubereitung: Mehle und Salz in einer Schüssel mischen, eine Mulde hineindrücken. Hefe in die Mulde bröseln, Zucker darüberstreuen. Hefe mit etwas Wasser verrühren und zugedeckt an einem warmen Ort ca. 15 Minuten gehen lassen. Sauerteig sowie restliches Wasser zugeben, alle Zutaten gut vermengen. Teig 5–6 Minuten gut durchkneten. Brotteig zugedeckt an einem ruhigen Ort 30 Minuten gehen lassen. Kürbis- und Sonnenblumenkerne grob hacken und unter den fertigen Teig kneten. Teig in 2 Portionen teilen, aus jeder Portion einen Laib formen, auf ein mit Backpapier ausgelegtes Backblech setzen und nochmals 30 Minuten gehen lassen. Brote mit Wasser bestreichen, mit Schrot und Schwarzkümmelsamen bestäuben und die Oberfläche mehrmals etwa 1 cm tief einschneiden. Im vorgeheizten Backofen bei 200 °C auf mittlerer Einschubleiste ca. 1 Stunde backen.

Würzige Partybrötchen

Zutaten für 16 Brötchen: 300 g Mehl Type 1050, 300 g Weizenvollkornmehl, 1 Päckchen Trockenhefe, 2 Teelöffel Jodsalz, 2 Teelöffel Pfeffer, $^1/_2$ l lauwarmes Wasser.
Außerdem: Mehl zum Bearbeiten, Backpapier, 1 Eßlöffel Schwarzkümmelsamen.
Zubereitung: Mehl mit Trockenhefe, Salz und 1 Teelöffel Pfeffer in einer Schüssel mischen. Wasser zugeben und alles zu einem glatten Teig verkneten. Zugedeckt so lange ruhen lassen, bis sich das Volumen verdoppelt hat. Teig halbieren und jede Portion auf einer bemehlten Arbeitsfläche zu einem Rechteck (ca. 50 x 20 cm) ausrollen. Den Teig mit etwas Wasser bestreichen und mit dem restlichen Pfeffer bestreuen. Von der Längsseite her aufrollen und in 5 cm breite Stücke schneiden. Die Brötchen mit der Schnittfläche nach oben auf ein mit Backpapier ausgelegtes Backblech setzen und nochmals 10 Minuten gehen lassen, mit Schwarzkümmelsamen bestreuen. Im vorgeheizten Backofen auf mittlerer Einschubleiste bei 220 °C ca. 20–25 Minuten backen.

Sonnenblumenbrötchen

Zutaten für 16 Brötchen: 500 g Weizenmehl Type 1050, 2 Teelöffel Jodsalz, 300 ml Weizenbier, 40 g Hefe, 150 g Sonnenblumenkerne.

Außerdem: Mehl zum Bearbeiten, Backpapier, Milch zum Bestreichen, 1-2 Teelöffel Schwarzkümmelsamen.

Zubereitung: Mehl und Salz in einer Schüssel mischen. Bier leicht erwärmen, Hefe hineinbröckeln und verrühren. Mehl zugeben und alles zu einem einheitlichen, glatten Teig verrühren. Zuletzt Sonnenblumenkerne unterkneten. Teig so lange ruhen lassen, bis sich sein Volumen verdoppelt hat. Teig nochmals kneten, eine dicke Rolle daraus formen, in 16 gleiche Teile schneiden, zu Brötchen formen. Brötchen auf ein mit Backpapier ausgelegtes Backblech legen, weitere 15 Minuten gehen lassen, mit Milch bestreichen und mit Schwarzkümmelsamen bestreuen. Im Backofen bei 200 °C auf mittlerer Einschubleiste ca. 20 Minuten backen.

Käsebrötchen

Zutaten für ca. 16 Stück: 350 ml Wasser, 30 g Hefe, 500 g Weizenvollkornmehl, 1 $^{1}/_{2}$ Teelöffel Jodsalz, 150 g grob geriebener Gouda oder Emmentaler, 1 Eßlöffel Paprikapulver.

Außerdem: Mehl zum Bearbeiten, Backpapier, 1 Eßlöffel Schwarzkümmelsamen.

Zubereitung: Wasser und Hefe verrühren, nach und nach Vollkornmehl, zuletzt Salz zugeben. Teig 6–10 Minuten gut durchkneten. Teig zugedeckt 15–20 Minuten gehen lassen. Anschließend den Teig nochmals gut durchkneten, 130 g Käse und Paprikapulver zugeben, in 4 Portionen teilen. Aus jeder Portion 4 Brötchen formen. Brötchen mit Wasser bestreichen und mit geriebenem Käse und Schwarzkümmelsamen bestreuen. Brötchen auf ein mit Backpapier ausgelegtes Backblech setzen. Im Backofen bei 220 °C auf mittlerer Einschubleiste ca. 25 Minuten backen.

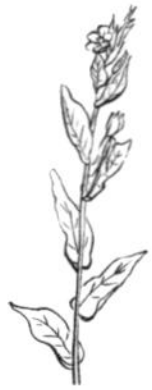

Register